目で追うだけで視力が回復する本

目がよくなる10秒トレーニング

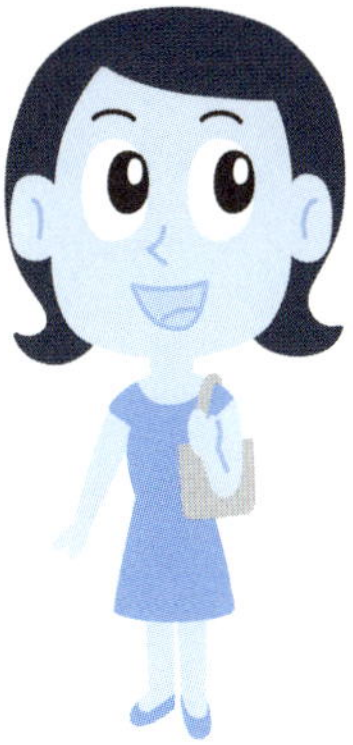

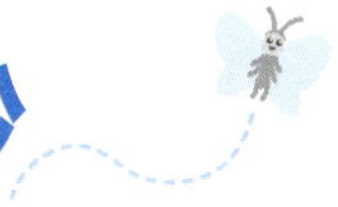

川村明宏　川村真矢
川村速脳開発協会・新日本速読研究会

フォレスト出版

10秒トレーニングを実践して視力を回復した方々の喜びの声

0・02が0・9まで回復しました

体験前の視力……右0・02　左0・02　両目0・02
14日目の視力……右0・9　左0・9　両目0・9

私は10年間メガネとコンタクトレンズを使っていて、毎日ケアや付け外しが面倒でレーシック手術をしようか迷っていたときに川村先生の視力回復法を発見しました。

トレーニングを開始した次の日から効果が出ました。

使っていたメガネの度数が合わなくなっていたのですが、はっきりと見えるようになっていたのです。トレーニングを続けるごとに視力がよくなっていき、今ではメガネもコンタクトレンズも使う必要がなくなりました。
こんなに簡単に視力が上がって、驚きとうれしさでいっぱいです。

（I・R　21歳　女性　兵庫県）

車の運転にメガネがいらなくなりました

体験前の視力……右0・3　左0・4　両目0・5
14日目の視力……右0・9　左1・0　両目1・0

体験前はメガネを使用して自動車を運転していましたが、**14日後は視力が劇的に回復してメガネがいらなくなりました。**
ありがとうございました。

（M・S　51歳　男性　鹿児島県）

14日間で0・4も上がりました！

体験前の視力　右0・8　左0・8　両目0・8
14日目の視力　右1・2　左1・2　両目1・2

私はずっと目はよかったのですが、出産後3カ月してから急に視力が悪くなり、遠くのものがボヤけるようになり、それと同時に頭痛、吐き気、顔面の痛みがありました。

眼科に行っても、「赤ちゃんがいるから寝不足で疲れているのでしょう」と言われ、どうすることもできませんでした。このまま視力が低下していくのかと思うと不安で、ネットでいろいろと調べて川村先生の視力回復法のことを知りました。説明を読んで、原因がわかりスッキリしました。**私はずっと部屋の中で赤ちゃんと過ごすことが多く、目の筋肉を使っていなかったのです。**

なので、14日間アクションプログラム（143ページ）からはじめました。すると、どんどん視力が回復するとともに、頭痛や吐き気などの症状もとれ、目の疲れも感じなくなりました。本当に感謝しております。

（O・T　30歳　女性　神奈川県）

遠くの景色がくっきり見えるようになり、うれしくてたまりません

体験前の視力　右0・1　左0・1　両目0・2
14日目の視力　右0・3　左0・2　両目0・5

僕は長年、乱視と遠視に悩まされてきました。

川村先生の視力回復法を知ったときは、どうせトレーニングしても視力は回復しないだろうと思っていました。なぜなら今までにいろいろな種類の視力回復トレーニングを行って、ことごとく失敗していたからでした。ダメだったらメガネをかけるつもりでした。

実際やってみて、とても簡単でビックリしました。誰でも行えるものでした。そのぶん効果をあまり期待していなかったのですが、トレーニングをはじめて1週間経《た》った日に、遠くの景色が以前よりくっきり見えるようになったのです。

本当にうれしくてたまりませんでした。**何よりも人の顔が遠くからでも認識できるようになったのが大きいです。**


（A・T　28歳　男性　静岡県）

短時間でできるので苦もなく続けられました

体験前の視力　右0・1　左0・1　両目0・1
14日目の視力　右0・3　左0・2　両目0・3

10代のころ、ほかの視力回復プログラムをやったことがあるのですが、ヨガみたいなものだったり、やたら時間がかかってしまうものだったりで、続かずに視力回復をあきらめ、ずっとコンタクトレンズ生活でした。

今回、川村先生の視力回復法を幸運にも知ることができ、2週間実践してみて、わずかですが0・1から0・3まで回復させることができました。**短時間で終わるので私でも苦もなく続けられたのがよかった**と思います。

これからは1・0まで回復させ、裸眼生活ができるようにがんばります！

（Y・Y　28歳　男性　神奈川県）

両目で1・2に回復し、ビックリしました

体験前の視力　右0・7　左0・9　両目0・8
14日目の視力　右1・0　左1・2　両目1・2

気軽な気持ちでトレーニングをはじめました。仕事で、毎日車やバイクを運転することが多く、目にかなりの疲労がたまっており、視力が下がっていました。最初の1週間はリラックスを心がけ、ストレッチ運動とクイック運動の繰り返しをやりました。すると早くも効果があらわれてきました。**トレーニング最終日には両目で1・2に回復していてビックリしました。**これからもトレーニングを続けて視力をキープしていきたいです。

（K・Y　30歳　男性　東京都）

ここまで効果があった方法ははじめてです！

体験前の視力　両目0・1
14日目の視力　両目0・5

今までもいくつかの視力回復法を試してきましたが、**ここまで効果があった方法ははじめて**でした。

14日前には0・1だった視力が、今では両目で0・5まで見えるようになりました。最初にこのトレーニング法を読んだときは今までの方法とほとんど同じだったので、正直騙《だま》されたかと思いましたが、先生を信じてやってきてよかったです。

（I・Y　30歳　男性　静岡県）

近視だけでなく遠視や老眼にも効果

0・1→0・8に回復

パソコンでのデスクワークが増えはじめてから、だんだん視力が低下してしまいました。コンタクトレンズには抵抗がありましたので、メガネをかけていました。レーシックやオルソケラトロジーなども考えたのですが、そんなときにこの視力回復法に出合いました。

早速試したところ、だんだん視力が回復するのがわかりました。

みなさんにおすすめしたい視力回復法です。**近眼だけでなく遠視や老眼にも効果がある**のがいいですね。

（O・T　33歳　男性　東京都）

レーシック手術後に低下した右目の視力が回復しました

右目0・4→0・8に回復

3年前にレーシック手術をしましたが、右目だけ視力が低下しました。

ですので、できるだけ目を酷使しないように意識していましたが、川村先生の視力回復法に出合い、眼球を毎日動かすことで、徐々に遠くが見やすくなりました。

まだ回復途上ですが、**これからも眼筋《がんきん》運動と速読を続けていきたい**と思います。

ありがとうございました。

（H・Y　44歳　男性　埼玉県）

ぼやけていた字がハッキリ見えるようになりました

レーシックなどレーザーを用いた視力回復法はよく聞くのですが、それをするには金銭的に厳しく、しかし視力は落ちるばかりでした。

そこで、わずかな時間で目の筋肉を和らげ視力を回復させてくれるような方法を探していたところ、川村先生の視力回復法を見つけ、レーシックと同じくらい視力が回復すると書いてあったので、挑戦してみました。

まさかこれほど効果があるとは思いませんでした。ぼやけていた字がハッキリと見えるようになったのです。

無駄な出費をすることがなくて本当によかったです。

（T・N　38歳　女性　神奈川県）

注意事項

☆角膜炎、白内障、緑内障、網膜はく離などの病気がある人は、本書で紹介しているトレーニングをすると症状を進行させるおそれがあります。
過去に患ったことがある人も、再発する可能性がありますから、事前に眼科医に相談してから取り組むようにしてください。

☆次の項目に該当する人は、眼科医による検査を行い、状態を確認してからトレーニングするようにしてください。

◎ すぐに目が充血してしまう。
◎ 目を中心とした偏頭痛がある。
◎ 目の奥に痛みがあり、それが原因で頭痛が起こることがある。
◎ 視野が狭くなって広い範囲が見えないことがある。
◎ 視線を素早く動かしたときに、目がかすむことがある。

☆目を傷つけないようにするため、トレーニングは裸眼で行うようにしてください。

もくじ 目がよくなる10秒トレーニング

第1章 あきらめるには早過ぎる！ 視力は必ずＵＰする

第2章 視力が落ちる原因を知ればすぐに対処ができる！

第3章 視力回復トレーニングのための前準備

第4章

あなたの視力を回復させる実践トレーニング

第5章 いつでも、どこでも！ 視力を維持する習慣

装幀◎河南祐介（FANTAGRAPH）
カバーイラスト◎タラジロウ
本文デザイン・図版・イラスト・DTP◎富永三紗子
編集協力◎小川晶子

はじめに――目は本当に10秒でよくなるの？

「目は10秒のトレーニングでよくなる！」

そう聞いて、あなたはどう思ったでしょうか？

「最近目が悪くなったばかりで、ごく軽い近視の人の話なのでは？」

「いくらなんでも10秒は無理だろう」

そんなふうに感じたかもしれませんね。

「視力は一度低下すると、手術でもしないかぎりもとには戻らない」といった考え方が世の中の常識になっていますから、無理もありません。

しかし、最初に断言しておきます。

視力はトレーニングで回復します。

私たち川村速脳開発協会・新日本速読研究会は、30年ほど前から視力回復法について お伝えしています。

◎近視になってから長く、もうあきらめていた人。
◎ほかの視力回復法を試したけれどダメだった人。
◎レーシック手術を受けたけれど、再び視力が低下してしまった人。

そんな人たちも、確実に視力を回復させることができています。

メガネやコンタクトレンズから解放され、目の疲れもラクになり、快適に過ごしているのです。

しかも、**トレーニング自体はとても簡単**です。要領を覚えればどこででもでき、通勤・通学の電車の中や、信号待ちの間などちょっとした隙間時間を使って行うことができます。

高額な道具も必要ありません。

この本一冊の投資は必要ですが、それ以外には何もいらないのです。

10秒という短い時間、自分のペースでトレーニングをするだけで、ものがよく見える快適な生活が手に入るのです。


視力が回復したあなたは、どんな感じでしょうか？

想像してみてください。

ちょっと遠くの字や景色も目を細めることなくクッキリと見え、世界が違って感じられるかもしれません。

これまでと違って街で知り合いに会ってもすぐに気づけるから、姿勢よく堂々と歩けるようになるかもしれません。

メガネをかけなくてすむ分、おしゃれを楽しめるようになる、ということもあるかもしれないですね。

そんなふうに、視力に対してポジティブな気持ちを持つことはとても大切です。

◉10万人の視力を回復させた研究の成果

じつは、私たちがこの視力回復法と出合ったのは速読がきっかけでした。

少しだけ自己紹介をさせていただくと、私たちの専門分野は、「速脳」「速脳速読」「速脳速聴」「速読術」などの能力開発です。

とくに速読については、日本における先駆けとして約40年前から独自の理論に基づき、研究・開発を行ってきました。そして、全国の企業・団体・教育機関に対して「能力開発実践法」を提供し、受講生は約70万人、国外では100万人を越えています。

これらの研究成果に基づき、テレビ、新聞、雑誌などのメディアでお話しさせていただいたり、一般の方向けの講演等も行っています。

任天堂DS「目で右脳を鍛えるDS速読術」シリーズほか、コンピューターソフトや速読術の関連書籍を100冊以上発表していますので、すでに私たちのことをご存じの方もいらっしゃるかもしれません。

視力回復に関しては、後述するように１００万人以上の速読受講生が得た副次的な効果、そして10万人以上もの人たちに実践していただいている教材「ジニアスシリーズ」、とりわけその中でも２００８年より販売している視力回復に特化した「ジニアスｅｙｅ」の成果によって、本書の冒頭でも紹介したように、非常に多くの方々の視力を劇的に回復させました。

◉視力の良し悪しが能力を決める

速読の専門家が、なぜ視力回復法を伝えているのか？

それは、速読術を教えるうちに、たくさんの人の視力が回復したという経験があるからです。

詳しくは本文の中でお話ししますが、**速読の目の動かし方は、自然と目の筋肉の偏りを補正する効果があります。それによって「ものがはっきり見えるようになる」のはもちろんですが、目が疲れにくくなる持久力、動体視力などの視覚機能も**

回復するのです。

目の疲れがとれた、よく見えるようになったという多くの声を聞き、本格的に視力回復について研究をはじめたのが約30年前です。

当時も、テレビやコンピューターゲームなどによる目の疲労が取り沙汰されていました。

現代はますます目の疲れが進行していると感じます。正規雇用が減って、能力重視の社会になっていますから、勉強・読書等で能力アップをはかる人も増えています。

そんな中で、視力の低下に悩んでいる人は多いのです。

ものが見えにくく、目が疲れやすければ、仕事・勉強・読書に支障が出ます。本当はもうちょっとやりたくても、目がショボショボして視界がかすむのでセーブせざるをえません。

それでもがんばってしまうと、さらに目が疲れて、頭痛や吐き気などの身体症状にまで発展してしまいます。

メガネやコンタクトレンズで矯正しても、裸眼でよく見える状態とはどうしても疲れが違います。

メガネ、コンタクトレンズの手入れや付け外しの煩わしさに、ストレスを感じる人もいるでしょう。

ちょっと極端な言い方をすれば、視力の良し悪しが、能力に関わってくるのです。

◉短時間で目がよくなる!

そんな時代にあって、私たちはますます正しい視力回復法についてお伝えしなければという気持ちが強くなりました。

「正しい」と言ったのは、巷《ちまた》にはさまざまな視力回復法があるからです。

その多くは、**「間違っている」とは言わないまでも、「不足している」**ことがほとんどです。

トレーニング時間は長くても、根本的な原因へのアプローチが不足していたり、ある人には効果があるけれどもある人にはないという感じで全体をカバーしていなかったりするのです。

それでも、ちょうどトレーニング内容と目の状態が合致すれば視力が回復するのですが、そうでなかった人は「やっぱりダメなんだ」と思ってしまいます。

本書でお伝えする視力回復法は、根本的な原因にアプローチし、トレーニングの時間は10秒ながらしっかり全体をカバーしています。

効果は実証ずみです。

これまでほかの視力回復法でうまくいかなかったという人も、ぜひ新たな気持ちでトライしてみてください。

第1章

あきらめるには早過ぎる！
視力は必ずＵＰする

視力回復法は日本人の必須スキル

「視力回復法」と聞いて、あなたはどう思ったでしょうか？

視力は一度低下すると戻らないものというのが世間の常識のようになっていますから、「そんなことができるのだろうか？」と疑った人もいるのではないでしょうか。

結論から言って、ほとんどの場合、視力を回復させることは可能です。正しいやり方をすれば、今よりはるかによく見えるようになるはずです。

正しい視力回復法について知っておくことは、現代日本においてとても重要なことです。

先進諸国では近視の人が多いという傾向がありますが、**とりわけ日本人は近視が多く、世界一**と言われています。成人男子の約半分が近視というデータもあるくらいです。

メガネをかけていない人はコンタクトレンズを付けているかレーシック手術をし

図１　裸眼視力1.0未満の割合の推移（幼稚園～高校）

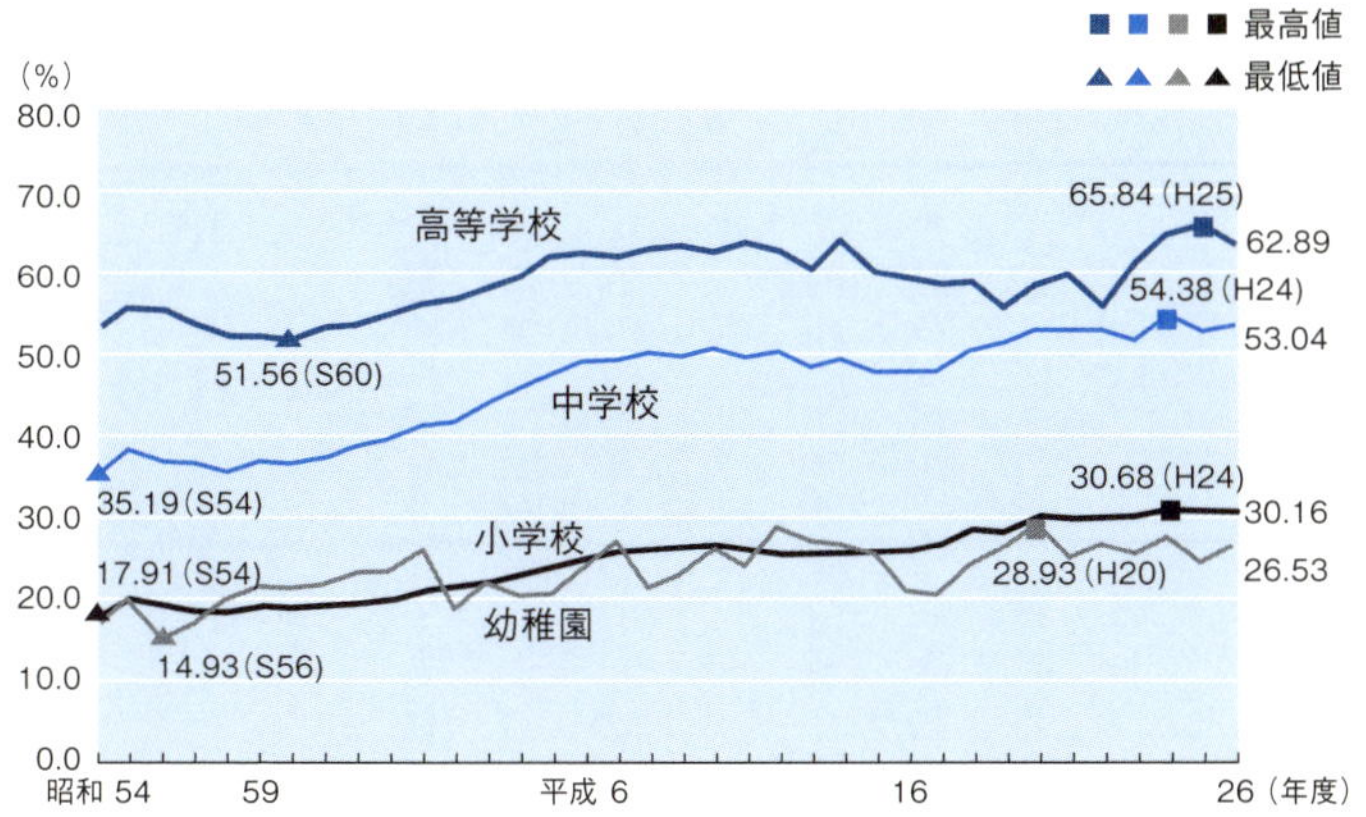

「学校保健統計調査」の資料をもとに作成

たか……という具合で、あなたも身のまわりの人のことを思い浮かべてみると、「半分が近視」というのもうなずけるかもしれません。

しかも、**近年は近視になるのが早い**という問題があります。

学校保健統計調査（平成25年度）によれば、裸眼で1・0未満の割合は小学生で30・16％、中学生で53・04％、高校生で62・89％です。中学生の段階ですでに半分以上の人が視力を低下させているのです（図1）。

推移を見ると、小学生・中学生・高校

生ともに裸眼で1・0未満の割合はなだらかではあるものの増加しており、近視が増えていることがわかります。

テレビゲーム、パソコンやスマートフォンが子どものころから身近にある時代です。

こういった機器はどうしても目を疲れさせてしまうものですが、だからといって避けて生活することは困難でしょう。

あなたも仕事やプライベートでパソコン、スマートフォンを頻繁に使うのではないでしょうか。

そして、この傾向は今後も続くに違いありません。

こういった時代背景の中にあって、**視力低下の防止、また視力回復をするための方法を覚えておくことは、日本人の必須スキル**といえます。

レーシック手術は根本的な解決法なのか？

図２　レーシック手術の流れ

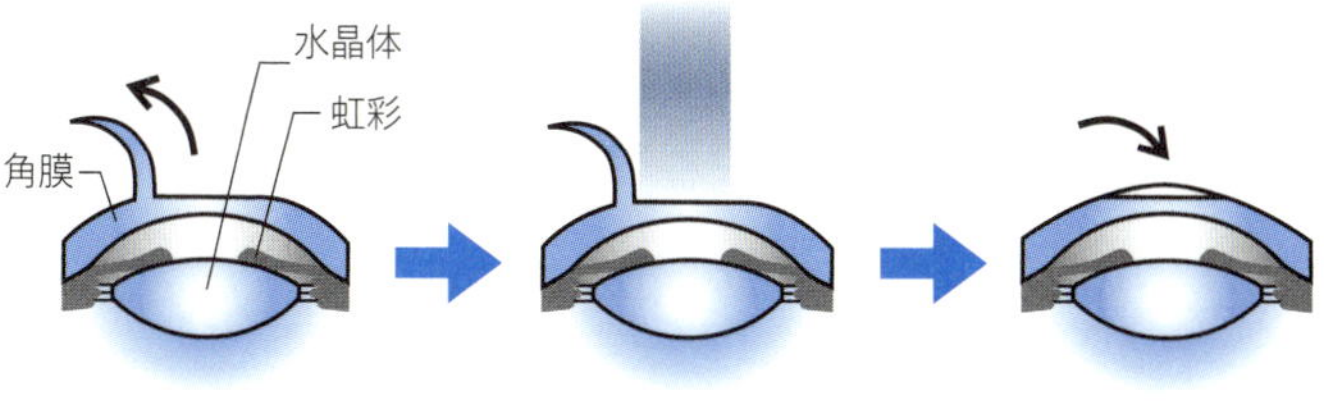
①フラップ作製
（角膜の表面をめくる）
②レーザー照射
（レーザーで角膜の中を削る）
③フラップを戻す

国民生活センターの資料をもとに作成

悪くなってしまった視力をよくしたい、運転免許の取得やスポーツ等で視力を回復させる必要がある……というとき、まっさきに思い浮かぶのはレーシック手術かもしれません。

レーシック手術とは、医療用レーザーで眼球の角膜を削って視力を回復させる方法です（図２）。

なぜ角膜を削ることで視力が回復するのかというと、角膜の形状が変わるために光の屈折率が変わるからです。

近視、遠視等ものがぼやけて見えるのは、目に入ってくる光の屈折に異常があって、網膜の正しい位置で焦点が合わないのです。

手術自体はとても短時間ですみます。

以前は手術後の視力が安定しなかったり、軽い痛みが続いたりといったこともあったようですが、今はかなり改善されています。

とはいえ、費用の面がハードルになったり（片目で10万〜30万円）、そもそも手術に抵抗がある人も多いでしょう。

日本でのレーシック手術は２０００年ごろからスタートしており、歴史も浅いので不安を感じる人もいると思います。

私たちのところへは、レーシック手術を受けて一度は回復したけれど、また視力が低下してしまったという人がいらっしゃいます。

安くない費用を払って、勇気を出して手術したのに、また見えない……と悔しい気持ちになったことでしょう。

ただ、角膜を削って光の屈折率を変える方法は、視力低下の根本的な原因にアプローチしているわけではありませんから、これまでと同じ目の使い方をしていれば再び視力低下するのも考えられることです。

レーシック手術なしにレーシックと同じ効果！

レーシック手術を否定するわけではありませんが、手術しないで視力を回復させることができるなら、それに越したことはありません。

しかも、視力低下の根本的な原因にアプローチし、回復した視力をずっと維持できるのであれば、それこそ最もいい視力回復法だといえるのではないでしょうか。

私がみなさんにお伝えしている視力回復法は、高価な器具を使うこともなく、簡単に取り組めます。

当然、**手術のように合併症や後遺症の心配はありません。**

それでいて視力低下の根本的な原因にアプローチし、驚くような効果を実際に出しているものです。0・1以下の視力の人が、メガネやコンタクトレンズの煩わしさから解放されたり、短期間で0・5以上も視力がアップしたりということが普通に起こります。

簡単なトレーニングを行うことにより、レーシック手術と同じほどの視力回復効果がのぞめるのです。

ほかの視力回復法で失敗した人でも大丈夫

レーシック手術のような手術以外にも、さまざまな視力回復法が存在しています。ほかの視力回復法を試したけれど、うまくいかなかった、あるいは、回復したけれどすぐにまた元に戻ってしまったという人もいるのではないでしょうか。そういう人が「またうまくいかないのでは」と不安に思うのはもっともです。しかし、大丈夫です。安心してください。

本書でお伝えする視力回復法は、ほかの視力回復法でフォローしていない部分をしっかりとおさえています。

どういうことかご説明しましょう。

まず、視力が低下する原因は、目の筋肉にあります。

詳しくは次章で説明しますが、筋肉がスムーズに動かないために、ものがぼやけて見えてしまうのです。

ですから、視力を回復させるためには、目の筋肉に刺激を与えて、スムーズに動くようにしてあげる必要があります。

視力は三つの筋肉のバランスでできている

視力に関係する筋肉は三つあります。

図３　目の三つの筋肉

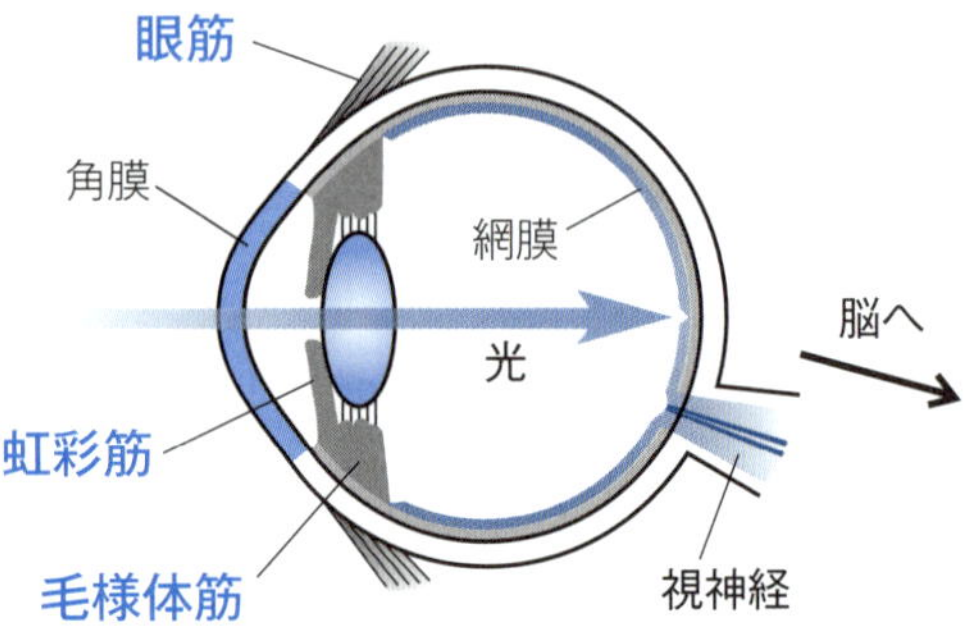

毛様体筋《もうようたいきん》、**虹彩筋**《こうさいきん》、**眼筋**です（図３）。

これらの筋肉がバランスよく動くことで、「目がよく見える」状態になるのです。

①毛様体筋：水晶体の厚さを調節して、焦点距離を合わせる。

②虹彩筋：目に入る光の量を調節して、輪郭をはっきりさせる。

③眼筋：眼球を動かす筋肉で、眼球を支えて形状を保つ。

バランスよく動くのが大切であって、たとえば毛様体筋はよく動くけれど虹彩筋と眼筋が動きにくい、というのであればやはり見えづらいですし、目が疲れがちになります。

しかし、ほとんどの視力回復法は毛様体筋にのみフォーカスしているのです。

◉毛様体筋とは？

毛様体筋とは、**水晶体の厚さを調節する筋肉**です。

私たちの目にはレンズの役割を持つ水晶体があります。この水晶体が、近くのものを見るときには厚くなり、遠くのものを見るときにはうすくなって焦点を合わせています。

焦点を近くで合わせるため水晶体を厚く調節したまま、目の筋肉が動かなくなった状態を近視といいます。

これはほとんどの人がイメージできるのではないでしょうか。

視力が1・0とか0・5とか数字で表されるのは、基本的にこの焦点距離による目の見え方を指しています。見えにくければ、メガネやコンタクトレンズで焦点距離を矯正するわけです。

視力を左右する毛様体筋と残り二つの筋肉

すでに述べたように、巷にあるほとんどの視力回復法はこの毛様体筋を鍛えて、すばやく焦点距離を合わせられるようにすることを目指しています。

水晶体がスムーズに厚さを変えることができず、ピントが合わなければ見えにくくなるのは確かですから、それ自体は間違っていません。

ただ、それだけでは不十分なのです。

毛様体筋を鍛えても目がなかなかよく見えるようにならないという場合、虹彩筋や眼筋がスムーズに動いていないと考えられます（目の病気等を除く）。

ですから、**ほかの視力回復法を試したけれどうまくいかなかったという人が私の**

ところへ来られますが、毛様体筋だけでなく虹彩筋や眼筋を含めた三つの筋肉をバランスよくトレーニングすることによって視力回復ができています。

どうか、あきらめないでほしいと思います。

それでは、ほかの二つの筋肉はどのような役割を持っているのでしょうか。

◉虹彩筋とは？

虹彩筋は**瞳にある筋肉で、目に入る光の量を調節**しています。

明るい場所では瞳孔《どうこう》を小さくして光の量を少なくし、暗い場所では瞳孔を大きく開いて光の量を増やします。虹彩筋がスムーズに動くことで、ちょうどよい光の量が保たれ、ものの輪郭がはっきり見えているのです。

光の量は多すぎても少なすぎてもいけません。ものの輪郭がぼやけてしまうからです。

虹彩筋が動きにくくなっている人は、毛様体筋ばかりを鍛えてもはっきり見えるようになりません。

図4　6本の眼筋

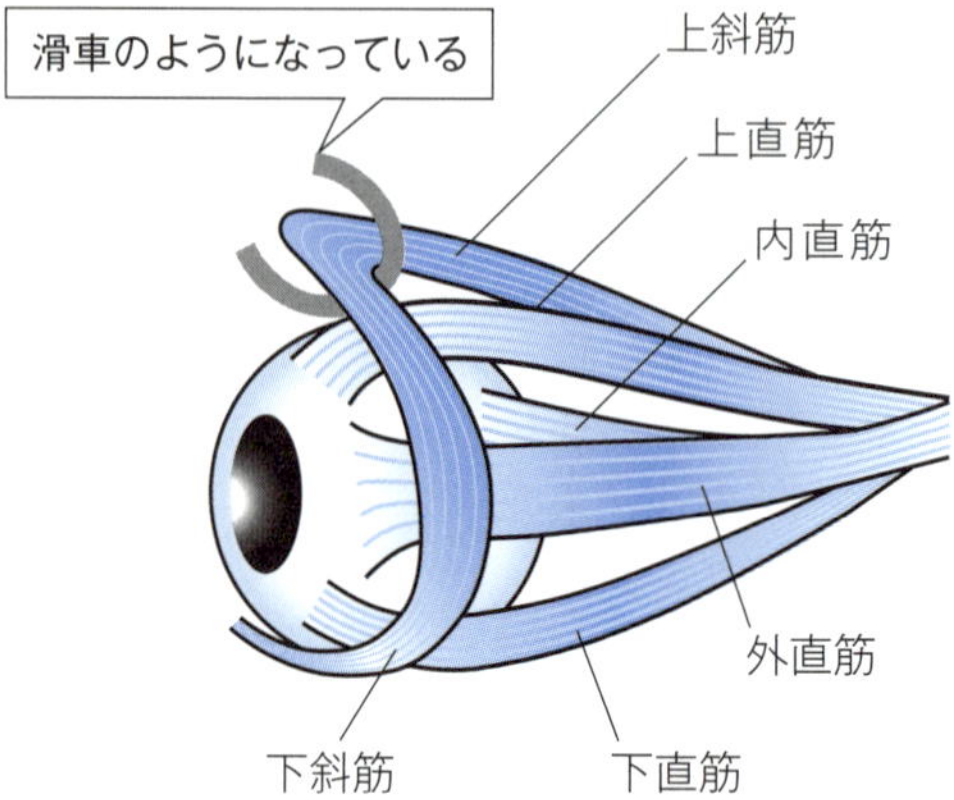

逆にいうと、毛様体筋による焦点距離の調節がうまくいかなくても、輪郭がはっきりすることでかなりよく見えるようになることがあります。

◉眼筋とは？

もう一つの**眼筋とは、眼球を動かす筋肉**の総称です。

4本の直筋（内直筋《ないちょくきん》、外直筋《がいちょくきん》、上直筋《じょうちょくきん》、下直筋《かちょくきん》）と2本の斜筋（上斜筋《じょうしゃきん》、下斜《かしゃ》筋《きん》）からなっています。

先の**毛様体筋と虹彩筋は不随意筋《ふずいいきん》といって自分の意志で動かすことができない筋肉ですが、眼筋は動かすことの**

できる随意筋《ずいいきん》です（図4）。

乱視に効く眼筋トレーニング

じつは、私が長年取り組んできた「速読法」で、自然と鍛えられたのがこの眼筋でした。

速読法といえば能力開発がその主な目的ですが、訓練するうちに目がよく見えるようになるという大きな副産物があったのです。

これに気づいてから視力回復を目的とするトレーニングについても研究を続けてきました。

視力と眼筋の発達度合いには明らかに比例関係があります。

眼筋を発達させれば、視力がよくなるということです。

これは**とくに乱視に関係**しています。

眼球のまわりにくっついている眼筋ですが、左右上下斜めに走っているこの6つの筋肉がバランスよく発達していれば、眼球を丸いまま支えることができます。

しかし、筋肉の発達度合いに偏りがあると、眼球の形に歪みが出てしまいます。

そして、乱視として症状があらわれるのです。

乱視とは、対象までの距離にかかわらずぼやけて見える状態で、水晶体や角膜に歪みがあるために起こります。

子どものころ、虫眼鏡で光を一点に集めたときのことを思い出してみてください。レンズに歪みがあると、光を一点に集めることができずにズレてしまうことはおわかりですよね。

距離によって縦方向がぼけたり横方向がぼけたりといった差があるものの、全体的には焦点が合わず、ぼやけて見えることになります。

ですからトレーニングによって眼筋の偏りをなくせば、眼球も元の丸い形状に

図５　焦点距離・光の量・眼球の形の関係

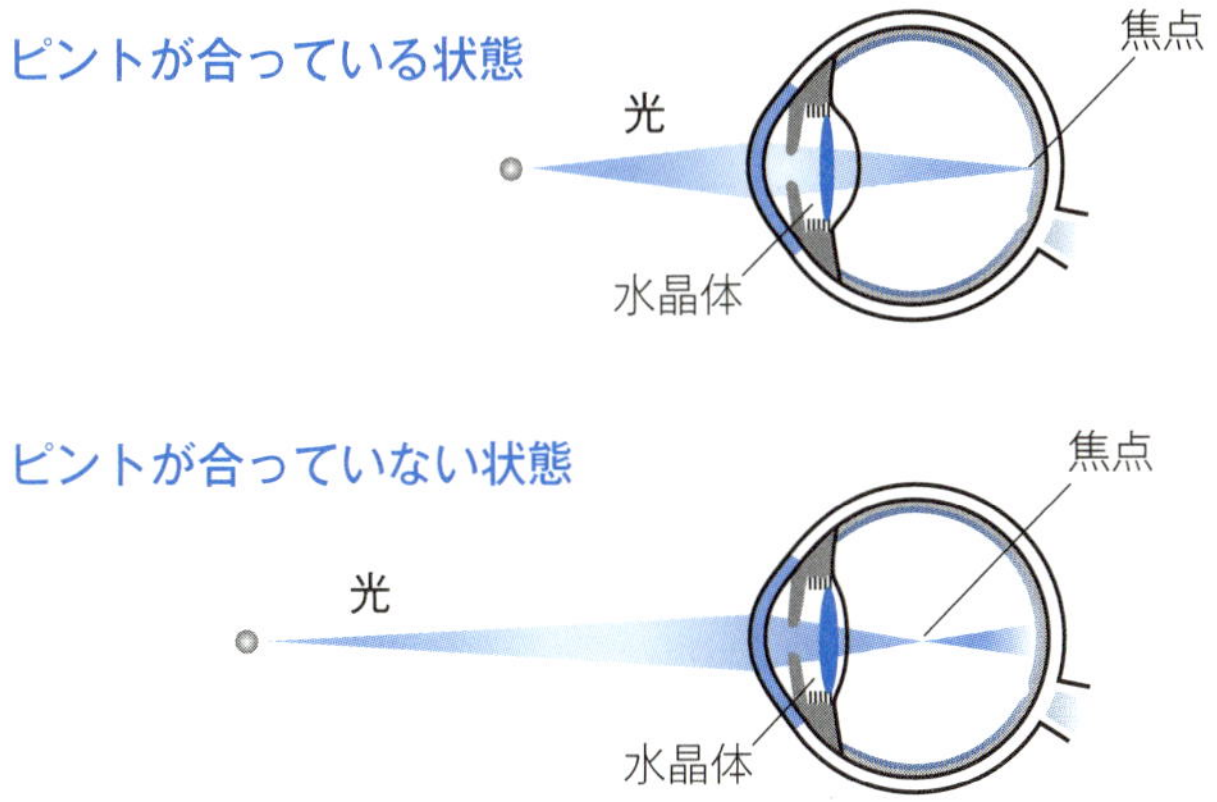

なって、よく見えるようになるのです。

◉視力アップに欠かせない三つの要素

まとめると、**「目がよく見える」状態のためには、焦点距離・光の量・眼球の形が適切である必要がある**ということです。どれか一つでも欠けていると視力は低下します（図５）。

それぞれの要素は絡まり合っていることが多いので、どれか一つを改善するとほかにも影響を及ぼしますが、ここでお話しした三つの筋肉をバランスよく鍛えることが視力回復への近道なのです。

負担の少ないトレーニングを10秒取り組むだけ

ここまでで、視力に関係する筋肉の話をしました。

ふだんあまり目の筋肉に意識を向けることはないと思いますので、ピンと来ない部分もあったかもしれません。

なんとなくイメージができればけっこうです。筋肉の名称や理論的な部分を覚える必要はありません。

これからあなたにしてもらいたいことは、とても簡単です。

本書で紹介している視力回復トレーニングは、そのとおりやっていただければ、自然と三つの筋肉が鍛えられるようになっています。

しかもトレーニングはそれぞれたった10秒程度。

「トレーニングのために時間をつくり一生懸命やる」というのではなく、リラックスしてゲームでもやるような感覚で取り組むことができます。

「これまでいろいろな視力回復法をがんばってもダメだったのに、本当にそれだけでうまくいくのだろうか？」と疑問を持つ人もいるかもしれません。

トレーニングを短時間にするのにも理由があります。

あまり必死にやって目を疲労させては逆効果になってしまうからです。身体の筋トレにしても、負荷をかけすぎれば事故につながったり、なかなか回復できなかったりしますよね。

それに、急に必死に鍛えてもすぐに筋肉が増えるわけではありません。目の場合も、適度な負荷で筋肉に刺激を与え、休ませることが大切なのです。

ですから、「今すぐ目をよくしたい！」と切羽詰まっている人からすると物足りなく感じるかもしれませんが、ほかのどの方法よりも結局は一番の近道なのだということは覚えておいてほしいと思います。

また、本書では難しい理論は省いていますが、目のメカニズムやトレーニングの意図等について説明していますので、一度理解すればトレーニングの内容を自分でアレンジすることも可能です。

本のとおりにカンペキにこなそうとするよりも、自分の目の状態や調子を感じながらトライしていくようにしてください。

そして、視力が回復したときの気分や快適な生活等を思い浮かべ、ポジティブな気持ちで取り組むことが大切です。

第2章

視力が落ちる原因を知れば すぐに対処ができる！

なぜ視力は落ちるのか
――「目の使いすぎで視力低下」は嘘

あなたの視力が低下しているとしたら、その原因は何だと思いますか?
視力低下の原因を聞くと、ほとんどの人は「目の使いすぎ」と言います。

あなたも子どものころ、「テレビばかり見ていると目が悪くなるよ」「ゲームは目が疲れて目が悪くなるから、長時間やっちゃダメ」なんて言われたことがあるのではないでしょうか。

テレビやゲームに漫画、最近ではスマホなど「目をよく使うもの」は「目が悪くなる」というのは定番のお小言ですよね。

昔からそう言われて育っていますから、「目は使いすぎると悪くなる」というのが常識のように考えられています。

でもこれは正しくありません。

むしろ、目を使っていないから悪くなっていると言えます。

テレビや本を見ているときの目の動きを考えてみてください。

一点を凝視しているといえるほど、狭い範囲でしか目を動かしていないはずです。ゲームでは目をすばやく動かしていると思うかもしれませんが、それでも眼球をぐっと動かせばすぐに視点がゲーム画面から外れてしまうことがわかると思います。目の筋肉をほとんど動かすことなく見ているので、眼筋は次第に固まっていきます。

そして前章でお話ししたように視力に関係する筋肉がスムーズに動かなくなり、焦点が合わなかったり、ぼやけて見えるようになっていくのです。

つまり、**目の使い方が不足している、あるいは偏っていることで、視力は低下するのです**。

「寝ころんだまま、長時間読書をする」「朝から晩まで同じ姿勢で勉強する」といった行動は、目の筋肉の運動不足につながり、それが視力低下を招きます。

目の血行不良で視力が低下
——手足のように目もかじかむ

もう一つ、「ストレスによる眼筋への血行不良」も視力低下の原因になります。

血行不良は近視だけでなく、遠視、乱視、老眼等、あらゆる目の機能の障害につながります。

あなたも、冬の寒い日に、手足がかじかんで指先が思うように動かない経験をしたことはあるでしょう。これは体の末端にまで血液が行き渡っていないので、指先が冷たくなり、筋肉を動かしにくくなっているのです。

同じようなことは目でも起こります。血流が不足すれば、目も本来の働きをしなくなってしまいます。

正しい目の使い方をしていれば血行不良も起こりにくいのですが、偏った使い方をしており、筋肉も固まっていると血行は悪くなります。そしてますます目の筋肉が動きにくくなっていきます。

しかし、残念ながらほとんどの日本人はこれらの事実を知りません。

まずは視力低下の原因として、

◎運動不足による眼筋の衰え
◎ストレスによる眼球への血行不良

という二つが挙げられることを覚えておいてください。

目を閉じても目の疲れは回復しない!?

すでにお話ししたように、目にも筋肉があります。手や足と同じように、筋肉が目を動かしています。

筋肉は、使っていなければ衰えます。

長期の入院をしたことがある人は、実感としてわかるでしょう。しばらく寝たきりでいたら、突然走ろうとしても足が動きません。歩くのさえ、おぼつかない感じがします。だからリハビリが必要になるのですよね。

目に関しても同じです。

目の筋肉を使わずにいれば、当然のように衰え、その結果、機能が低下します。ところが、なぜか目の場合は「使いすぎで衰える」という逆の発想が常識のようになってしまっています。

この本をお読みのあなたは、もうおわかりいただけましたよね。

それでは、長時間のパソコン作業等で目が疲れたと感じたら、どうすればいいでしょうか。

目を閉じてゆっくり休む？

残念ながらその答えは１００点とはいえません。

それはほかの筋肉の疲労回復を考えてみればわかります。

陸上の選手が長距離を走ったあとにすることは、足を投げ出してゆっくりすることでしょうか？

そうではありませんね。

軽く歩きながら呼吸を整え、ストレッチをします。そして、マッサージをして固くなった筋肉をほぐしたりすることでしょう。

疲れた筋肉をそのままにして動かさないよりも、適度に動かしたほうが回復が早いからです。

目が疲れた場合も、目の筋肉を動かさないようにすれば疲労は回復せず、さらに筋肉が衰えるという悪循環になってしまいます。

目の筋肉もストレッチやマッサージでほぐすことが大切なのです。

目の疲れをとる方法は、またのちほど詳しくお話しします。

あなたの目の疲労度は？

――９つのチェック

目の疲れの話をしましたが、ここであなたの目の疲れ具合をチェックしてみたいと思います。

目に疲れを感じたとき、「疲れ目」とか「眼精疲労《がんせいひろう》」と言いますね。

疲れ目とは単純に目の疲労を指しており、一晩眠れば回復するなど症状が軽いもののことです。

眼精疲労とは、ものを見ているだけで、目に重さや痛みを感じ、視界がぼやけたり、目が充血したり、頭痛や吐き気、肩コリ等が起こる状態をいいます。休憩や睡眠をとっても十分に回復せず、症状があらわれるので軽視できません。

もちろん、眼精疲労は視力低下と密接な関係があります。目の血行が悪く筋肉もスムーズに動かないので、ものが見えにくくなります。

それでは、あなたの目の疲労がどの程度進んでいるか、チェックしてみましょう。次の項目で当てはまるものを数えてみてください。

- □ 遠くから近く、近くから遠くへと視線を移したときに、視界がしばらくぼやける。
- □ 目が乾いている感じがして、頻繁に目薬をさしている。
- □ パソコンの画面を見ていると、目が充血する。
- □ いつも目の芯が重く感じ、頭痛を起こすこともある。
- □ 本を読んだり、勉強をしていると肩がこってくる。あるいは、すぐに眠気や頭痛に襲われる。
- □ 車やバイクを運転していて、横から子どもが飛び出してきたとき等の発見が以前より遅くなった。
- □ 口の中がいつも乾く感じがして、水分の補給を頻繁に必要としてしまう。
- □ 大きな風船等を一気に膨らませようとしたとき、めまいや貧血を起こすことがある。

□ よく首を寝違える。

いかがでしたか？

合計数が3以下なら眼精疲労の程度は中くらい。

4〜6はやや眼精疲労が進んでいるといえます。気をつけないと、このままではさらに疲労が進行してしまうでしょう。

7以上は眼精疲労だけでなく脳全体の疲労が心配されます。専門医に相談することをおすすめします。

とくにここでの該当数が多い人は、日ごろどのような目の使い方をしているか思い返してみてください。

偏った使い方をしたり、血行が悪くなるような姿勢、環境で目を使っていませんか。

まずは現在の状態に自覚を持つことが大切です。

眼精疲労が進んでいる人も、本書でお伝えするトレーニングで疲れが取れていきますので、あまり心配せずに先に進みましょう。

目のメカニズムを知ろう

目のメカニズムについて、簡単にお話ししておきたいと思います。ある程度イメージを持っておいたほうが、漠然と取り組むよりも、自分の目の弱っている箇所やどんなトレーニングが必要なのか意識しやすくなるからです。

目の直径は24ミリ程度。じつはカメラとよく似た構造をしています。

カメラはレンズを通ってきた光によって、フィルムに像が焼きつけられますが、この流れが似ているのです。目をカメラのパーツに置き換えてみるとこんな感じです（図6）。

強膜（白目の部分）↓ボディー
角膜（黒目の部分）↓フィルター
水晶体↓レンズ
虹彩↓しぼり
網膜↓フィルム

目に入ってきた光を、その量を虹彩によって調節し、角膜と水晶体で屈折させて網膜上で焦点を合わせます。

虹彩筋がスムーズに動かないと光の量が適切でなくなり、水晶体がスムーズに動かないとピントが合わないことはすでにお話ししたとおりです。

また眼筋という目全体を支えている筋肉に偏りがあると、乱視になってしまうのでした。これはカメラでいうとボディー自体に歪みがあるようなイメージでしょうか。

図6　目のメカニズム

目

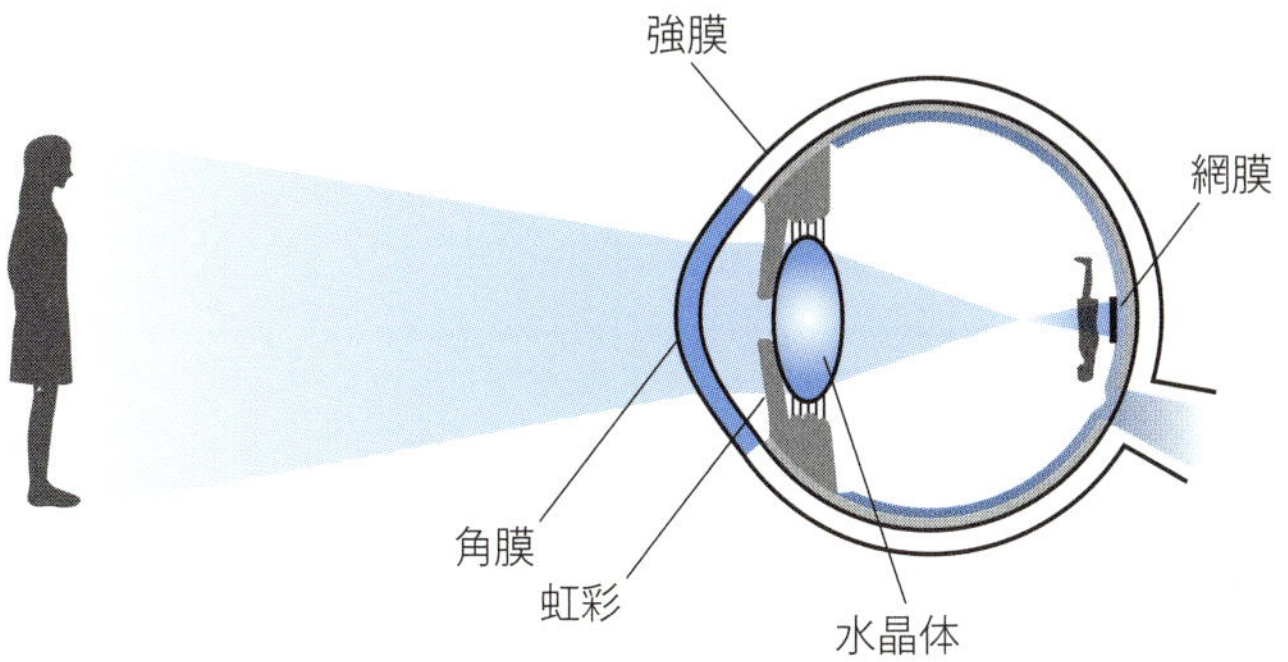

カメラ

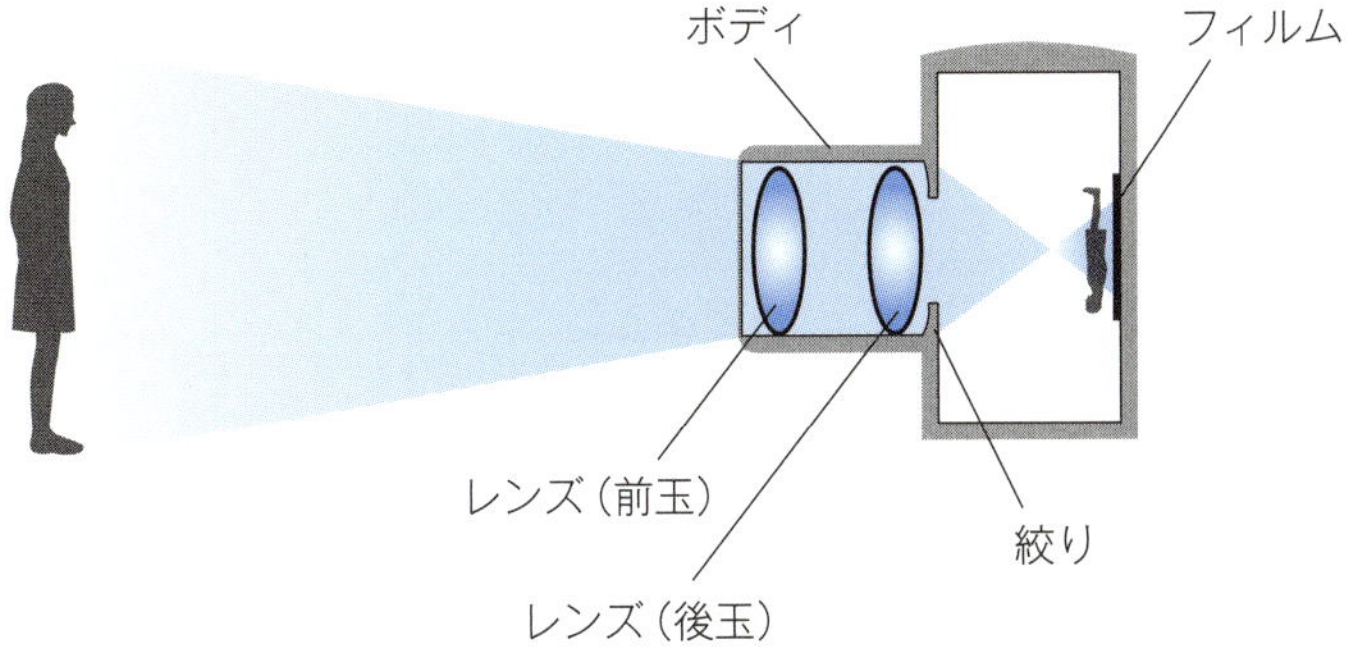

こうして見ると、カメラと目は基本的な構造が一緒であることがわかると思います。

ピンぼけばかりしてしまうカメラだったとしても、しぼりを少し調整するだけでクリアな写真が撮れるようになるのと同様に、視力が弱ってしまった目も、どこか一箇所だけ調整するだけで見違えるように回復することがあるのです。

あなたの近視はどっち!?
——仮性近視と真性近視

視力低下といってまっさきに思い浮かべるのは「近視」だと思いますが、**近視は仮性近視と真性近視の二つに分けられます。**

仮性近視とは読んで字のごとく、仮の近視のことです。**血行不良で眼の筋肉がスムーズに動かなくなり、焦点距離の調節が近くでしかできなくなってしまった状態**です。

筋肉の動きは悪くなっていますが、まだ衰えているというほどではありません。トレーニングで筋肉を適切に動かしてあげれば、視力は回復します。

ただし、そのまま放置をすればやがて本物の近視となって、回復に時間がかかるようになってしまいます。

真性近視とは、仮性近視の状態が長く続き、とうとう筋肉がやせ衰えてしまった状態のことです。

こうなると視力回復は簡単ではありません。

ですので、ほかの視力回復法では「真性近視は回復しない」とされていることが多いと思います。

しかし、すでにお伝えした通り、視力に関係するのは焦点距離の調節（毛様体筋）だけではありません。

ほかの要素を改善することで視力がアップし、それにともなって目の疲れが取れて、焦点距離の調節にもいい影響を及ぼすことができます。

なお、仮性近視と真性近視を見分ける簡単な方法がありますので、ご紹介しておきましょう。

老眼鏡を30分程度かけてみてください。

外したあとに、それまでより視界がクリアになっていたら仮性近視。そうでなければ真性近視と判断できます。

よく見えるようになったということは、老眼鏡による毛様体筋への刺激でコリがとれたということです。つまり、血行不良で筋肉がスムーズに動かなかったことが原因だったということが判明しました。

これが仮性近視の特徴です。

トレーニングをすれば早く効果が実感されることでしょう。

視力減退に影響を与えるのは遺伝より性格

あなたは、自分の性格をどのようにとらえているでしょうか?

「飽きっぽくて、いいかげんなところがある。クヨクヨせず、気持ちの切り替えが上手。興味のあることが多く、一つのことを追求するより、いろいろやりたい」という人かもしれません。

あるいは、「凝り性で、オタク気質なところがある。熱中すると時間を忘れてしまう。一度はじめたことは、うまくいくまでやめたくない」という人もいるでしょう。

もし、**あなたが後者なら、視力を低下させてしまいやすい性格**といえます。

性格が視力に関係あるのだろうか？　と思うかもしれませんね。

じつは、視力を回復させたいと私たちのところへ来られた方々から、アンケート等による性格分析データを収集したところ、視力低下を引き起こす方には次のような特徴が見られたのです。

◎寝食を忘れるほど一つのことに熱中する。

◎完璧主義で細かいことが気になる。
◎パソコンやテレビに夢中になると、休憩をとらずに何時間も続けてしまう。

そもそもの出発点は、こうでした。

同じような環境で同じようにパソコン作業等の目を酷使することを続けても、目が悪くなる人とそうでない人がいます。

それはなぜだろうか？　という疑問があったのです。

それまで、ほとんどの人は「遺伝だから」と片づけてきました。

しかし実際には、「視力低下は遺伝する」という説に根拠はありません。合理的な理由が見つからないから、遺伝だといっていただけなのです。

遺伝ではないけれども、親と同じような習慣を持っているために、親と同じように目が悪いということはあります。

それが、先に挙げたような性格に起因する習慣です。

こういった性格は、勉強や仕事のうえでは成果を上げるかもしれませんが、視力に関していえばマイナスに働いてしまいます。

視力回復トレーニングをする際も、そのトレーニング自体に熱中しすぎたり、完璧にやらなくてはと思いすぎたりすると、効果が出にくくなります。

視力回復のためには、リラックスが必要だからです。

なぜ速読で視力が回復するのか

私が研究・開発してきた速読法で、自然と眼筋が鍛えられ、その結果視力回復につながったという話はしました。

眼筋の偏りが補正され、目の歪みがとれてよく見えるようになったのです。

同時に、速読法にはストレスを軽減する効果がありました。

よく、「目が疲れたら遠くの景色を眺めるといい」と言いますよね。

これは目を使わずに休める、という意味ではありません。ちゃんと目を使っています。

遠くの景色を眺めているときの目の使い方は、視野が広くオープンで、視線を動かす方向はランダムです。

そして、じつは視線の動かし方は素早い。

これが本当は自然な目の使い方です。

一方、通常の読書ではどのような目の使い方をしているでしょうか。

景色を眺めるときと違って、視野は狭く限定された区域しか見ませんし、視線の動かし方はノロノロと遅く、しかも印刷された文字の方向に沿って動かすのみです。

非常に偏った目の使い方をしていることがおわかりでしょう。自然に反した、ストレスのかかる目の使い方です。

「自分は読書をするとき、とくにストレスなんて感じないよ」と言う人も多いでしょう。

しかしそれは、これまで読書をしてきた期間が長いために、当たり前になって感覚が麻痺《まひ》し、ストレスに感じないだけです。

いくら楽しい本を読んでいても、長時間の読書のあとは目がショボショボし、疲れを感じるはずです。

偏った目の使い方をするストレスから血行不良が起こっているのです。

◉右脳を使うからストレスから解放される

速読では、遠くの景色を眺めるときのように、自然な目の使い方をします。視野を拡大し、視線を素早く動かします。

そしてじつは、右脳をフルに使うというのもポイントです。

ほとんどの日本人は左脳を多く使っています。脳細胞の使い方に偏りがあるのです。

右脳を使うことで、一部の脳細胞だけ疲労することがなくなり、ストレスから解放されます。

「速読なんてしたら、目が疲れて視力が落ちるのでは？」と思われることがありますが、まったく逆です。ストレスがとれてスッキリし、眼筋が鍛えられて視力が回復するのです。

本書でお伝えする視力回復トレーニングには、速読法のエッセンスがしっかり入っています。

あくまでも目的は視力を回復させることですが、結果的にあなたの能力を高める速読の技術が身につくことでしょう。

第3章

視力回復トレーニングのための前準備

最短であなたの視力を回復させる秘訣

前章までで、視力低下の原因や回復のための理論について説明しました。

あとはトレーニングの実践です。

これからお話しする視力回復トレーニングを実践してもらえば、あなたは視力を回復させることに成功するでしょう。早く実践してみたくて、ウズウズしているかもしれませんね。

でも、その前に重要なことがあります。

トレーニングを効果的にし、間違っても逆効果になったりしないよう、注意点を確認しておきましょう。

視力回復トレーニングで最もおかしやすい間違いは、オーバーワークです。早く目をよくしたいという焦りから、過剰にトレーニングしてしまうのです。

しかし、どんなトレーニングもやりすぎは禁物です。

過剰なトレーニングで目の筋肉に肉離れが起これば、しばらく目を動かすことができなくなります。

目を動かせなければ、目の筋肉はさらに衰え、視力も低下してしまうでしょう。

それでは元も子もありませんね。

必要以上にトレーニングをしてがんばれば目がよくなるというものではなく、適度な量を保つことで早く結果が出ます。

◉最適なトレーニングメニュー

それではどのくらいが適度か？　というと、人によって違うので目安を示すことしかできません。

しばらく入院していて寝たきりだったために筋肉が落ち、リハビリが必要になった人のことをイメージしてみてください。

長期間入院していた人と比較的短期間の入院だった人とではリハビリのメニュー

も違いますよね。

一律に同じリハビリを行うことが難しいのはおわかりだと思います。筋肉の衰えが激しいほど、少しずつ行っていく必要があります。

視力回復トレーニングも同じです。

本書では目安として、視力によってトレーニングの回数や時間を示しています。これはあくまでも目安です。視力にかかわらず、トレーニングをしていて疲れを感じたらすぐに休むようにしてください。

ほかにも、

◎遠近往復の運動（117ページ）で、10秒間に視線を10往復以上できない。
◎トレーニングのあと、めまいや吐き気を感じる。

という人は、目の筋肉がかなり衰えていますので、**メニューを完璧にこなそうとするのではなく、少しずつ進めてください。**

「今日は○分間やろう」と決めて取り組むのではなく、その日の目の状態と相談しながらやりましょう。

そうやって無理せずにトレーニングすることが一番の近道です。

トレーニングの約束事

オーバーワークを避けるために、そして、トレーニングの効果を落とさないために、約束事をもうけています。

それは次の三つです。

◎リラックスした状態をつくってからトレーニングする。

◎トレーニングの回数は、最高で10回まで。

◎一つのトレーニングにかける時間は、1回につき10秒間まで。

リラックスして、酸素が十分に行き渡っている状態でトレーニングを行えば、筋肉は発達していきます。

ただし、くれぐれもオーバーワークにならないように。

張りきって何回もやりたくなるかもしれませんが、調子がよく感じられているときでも、最高で10回までにとどめてください。

のちほど説明をするストレッチ運動、クイック運動ともに、**1種類のトレーニングにかける時間は1回につき10秒間まで**です。

これは回復した視力を二度と落とさないためにも重要です。

世にあるいくつもの視力回復法は、「がんばって」「毎日継続」することを重視しているものが多いように思います。

そして、がんばることをやめてしまうと、また視力が低下してしまうという悪循環に陥るのです。

回復した視力はキープできる

衰えてしまった筋肉を鍛えるために、ある程度の継続が必要なことは確かです。1日2日で筋肉が鍛えられることはありません。

継続するためにも、短時間でラクにできることは重要です。

必死にがんばらなければいけないのであれば続かないし、がんばること自体がリラックスを阻んで血行を悪くし、疲労を進めてしまいます。繰り返しになりますが、「適度な負荷」こそが視力回復への近道なのです。

トレーニングはずっと続けなければ元に戻ってしまうというものではありません。

本書でお伝えするトレーニングで視力を回復させ、理論についても理解できたならば、その後も回復した視力をキープできるようになるはずです。

仕事や勉強で偏った目の使い方をし、疲労を感じたら軽くトレーニングをする。

ちょっと見えにくいなと思ったらトレーニングをする。短時間で簡単にできますから、日常に取り入れればいいのです。

目の「コリ」が視力を減退させる

あなたの目はこっているでしょうか。

そう聞かれても、目の「コリ」はほとんど自覚できませんよね。手足や肩などと違ってその「コリ」を感じることが難しいので「目がこるってどういうこと?」と思われるかもしれません。

そもそも血行不良とは、酸素の供給不足ということです。

エネルギー源となるブドウ糖や脂肪酸、コレステロールなどがあっても、それを燃やすための酸素が足りないため、不完全燃焼の状態になります。

そして、乳酸が発生します。乳酸は体の中のタンパク質と結合しやすく、一度結合するとその部分をガチガチに固くしてしまいます。

急に激しい運動をしたあとのパンパンに張った筋肉や肩コリはわかりやすい例ですね。

そのようになったら、固くなった筋肉をほぐすようにマッサージやストレッチなどの対処をするでしょう。

しかし、目の場合はそのコリが自覚できません。

だから放置してしまい、重症になると目の筋肉がまったく動かなくなってしまうのです。

当然、視力は低下します。

血行不良は目のコリを招き、それが視力低下につながるのです。

目の「コリ」を招く血行不良の正体

それでは、血行不良の大きな原因とは何なのでしょうか。

答えはストレスです。

ストレス状態にあるとき、私たちは緊張で体が強張《こわば》ったり心臓がドキドキしたりしますね。

交感神経とアドレナリンの作用でそうなるのです。末梢《まっしょう》動脈が細く収縮するので、体全体の血行が悪くなりやすい状態になります。

同時に、アドレナリンの指令によって血液の中の脂肪酸やコレステロールが急増します。

本来これらは、筋肉にとって効率のよいエネルギー源なのですが、激しい運動をしているわけでもないのにたくさんつくりだされてしまうと、酸素も足りず、不完全燃焼になるのです。

体は動かさず、頭だけ働かせているとき、こういった状態になりがちです。

ストレスは決して軽視できません。

視力低下どころか、脳全体が酸欠状態になって、さまざまな悪影響を及ぼします。ストレスの多い現代ですが、目のコリをとっていくと同時に、できるだけストレスを軽くすることが重要です。

リラックスと視力の関係

この本をお読みの方の中には、「今すぐに視力を回復させたい」「このままでは大変なことになる」といった焦りを感じている方も多いことでしょう。

そういった方には、まず肩の力を抜いてほしいと思います。

焦りを感じていると、どうしても肩に力が入りますね。この状態で視力回復トレーニングをしても、十分な効果がのぞめないのです。

人は、緊張状態が続くとストレスになります。

リラックスできないまま視力回復トレーニングをするということは、ストレス状態で目を酷使する仕事や勉強を続けているのと変わらなくなってしまいます。

そのような状態では視力回復につながらないことは言うまでもないでしょう。下手をすれば、さらに視力低下が進んでしまうかもしれません。

ですから、視力回復トレーニングの際にリラックスしていることはとても大切です。

しかし、一つのことに熱中しがちで完璧主義な人は、リラックスが苦手な場合が多い傾向があります。

「リラックスして」と言われても、どうやってリラックスしたらいいのかわからないのです。

●深呼吸のコツ

簡単で確実にリラックスできる方法は、深呼吸です。

ストレスを感じているときというのは、交感神経とアドレナリンの作用によって呼吸が浅くなっています。

それを防ぐため、**意識的にゆっくりと深い呼吸をする**のです。

コツは、まず肺の中にある空気を、もうこれ以上は出せないというくらいまで吐き出すことです。

すると、自然に新しい空気が肺に入ってきます。

さらにいえば、腹式呼吸で行うことです。

胸式呼吸の場合は、意識がそれるとすぐに浅い呼吸に戻ってしまいがち。腹式呼吸は、慣れると自然に深い呼吸ができるようになります。

息を吐き出すときはお腹をへこませ、空気が入ってくるときはお腹に入ってくるイメージで深呼吸してみてください。

視力減退につながる環境

これから視力を回復させていくにあたっては、目を使う環境のことも考慮したいところです。

視力回復トレーニングをしても、環境が目に悪ければその効果は下がってしまいます。

あなたの部屋は、目にとっていい環境になっているでしょうか。ここでチェックしてみましょう。

環境チェック①　部屋の明るさ

まずは、明るさの確保が大切です。

作業をする場所が明るければいいというわけではありません。

たとえば机の上と部屋全体の明るさが違いすぎたりはしていませんか？　これは

目にいい環境とはいえません。

理想は、**部屋全体の明るさをある程度確保しつつ、明暗の差が3対1**くらい。こうすれば、目の疲れを抑えることができます。

もしかしたら、「このほうが集中力が増すから」といって真っ暗な部屋で電気スタンドの明かりのみで仕事や読書をしている人がいるかもしれません。しかし、そうした環境が目を疲れさせていることを考えれば、集中を増すどころか、むしろ阻害していることに気づくはずです。

環境チェック② 電気スタンド

日ごろ電気スタンドを使っている方は、光にチラつきがないか確認しましょう。チラつきは目の疲れの大きな原因になります。

電気スタンドには**「バイオライト」がおすすめ**です。バイオライトは目の健康を考えて光のチラつきをなくしたものです。

環境チェック③　テレビの配置

テレビを見ることが多い人はとくに、その配置に気を使いましょう。**テレビを見るとき、目線がやや低めになる配置が理想**です。目線が高すぎても低すぎても疲れやすくなります。

また、部屋を真っ暗にしてビデオシアターのように映画を見る習慣のある人は、かなり目に負担をかけていますので注意してください。

そのほか、直射日光が降り注ぐスペースがある一方、陰になって暗い場所があるといったように、明暗の差が激しい場合は注意が必要です。

私たちの目は光の量を調節するために瞳孔を開いたり閉じたりしますが、これが頻繁に繰り返されると目が疲れるのです。

日差しの強いときはレースのカーテンやブラインドを使うなどして、ほかの場所との明るさの差が極端にならないようにしましょう。

トレーニングの基本姿勢を覚えよう

次に、トレーニングを行う際の姿勢について確認しておきましょう。

◉メガネ、コンタクトレンズは外す

トレーニングは裸眼で行います。

とくに、ハードレンズを付けている人は、必ず外しておきましょう。コンタクトレンズを入れたまま激しく目を動かすと、角膜を傷つけてしまうおそれがあるからです。

ソフトレンズの場合も、無意識のうちに目に負担をかけているかもしれませんし、レンズの存在が気になってトレーニングの効果が得にくい場合がありますので外しておきます。

◉リラックスして背筋を伸ばす

イスに腰かけ、背筋をピンと伸ばしましょう。

視線はまっすぐ前の、奥のほうです。窓に向かって座っているなら、外の景色を眺めるような形です。

このとき、肩の力は抜いてできるだけリラックスしていることが大切です。これが基本姿勢になります。

◉呼吸を整える

トレーニングの間は、呼吸を止めないようにしましょう。一定のリズムで自然に続けてください。

緊張して浅い呼吸になってしまうと、酸素が十分に行き渡らず、トレーニングの効果がうすくなってしまいます。

最初に深呼吸をしてリラックスし、その後、自然な呼吸を続けるようにするといいでしょう。

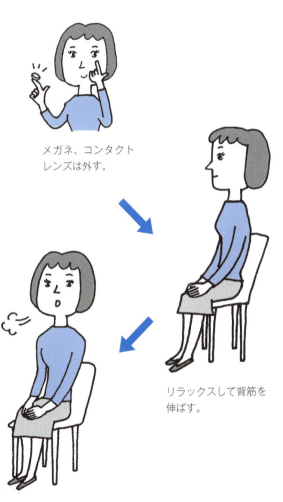

メガネ、コンタクト
レンズは外す。

リラックスして背筋を
伸ばす。

呼吸を整える。

眼筋のウォーミングアップ

トレーニングの基本姿勢ができたら、眼筋の動かし方を確認する意味でもウォーミングアップをやってみましょう。

◉頭を動かさずに、視線を上に移動させる

イスに座った状態で、頭を動かさずに視線だけをゆっくりと上に動かしていきます。これ以上は上に動かせないというところまで行くと、少し痛みを感じると思います。

これが眼筋が引き延ばされた状態ですので、この感覚を覚えておきましょう。

もし、天井が見えてしまったら、首が動いてしまったことになりますので、やり直しです。眼筋がストレッチされていなければ意味がありません。

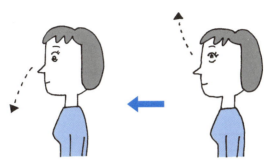

頭を動かさずに、視線を上に移動させる。

同じ要領で、視線を下に移動させる。

◉同じ要領で、視線を下に移動させる

今度は視線をゆっくりと下に移動させます。

頭を動かさないようにして、これ以上は下に動かせないというところまで持って行きます。

自分のつま先が見えたら、首が動いてしまった証拠ですのでやり直してください。正しくやればつま先は見えませんが、気持ちとしては見るようなつもりで少し痛いと感じるくらいに下のほうに眼筋を引き延ばします。

ポイントは頭を動かさずに、これ以上は先に行けないというくらいまで視線を動かして眼筋を引き延ばすことです。

スピードはゆっくりでＯＫです。

10秒間かけて上を見て、次に10秒間かけて下を見るという感じです。

これがトレーニングの基礎となりますので、覚えておいてください。

ここまでできれば、準備は万端です。

第4章

あなたの視力を回復させる実践トレーニング

トレーニングはサンドイッチ式に

いよいよ視力回復トレーニングの実践に入ります。

目の筋肉を鍛えるためのトレーニングは、ストレッチ運動とクイック運動の2種類の運動を組み合わせて行います。

手足など体の筋力アップトレーニングをするときのことを考えてみると、重たいバーベルを持ち上げたりダッシュしたり、筋肉に負荷をかけることをしますよね。ただ、急に負荷をかけると肉離れなどの故障を引き起こしやすいから、先にストレッチをして筋肉を柔軟にしておきます。

負荷をかけたあとも整理運動をして筋肉に必要以上に疲労を残さないようにします。

同じように、たとえば眼筋を鍛える際にも眼筋ストレッチ運動→眼筋クイック運動→眼筋ストレッチ運動というように、負荷をかけるトレーニングをストレッチでサンドイッチするのが基本的な考え方です。それが必要以上に眼筋を酷使せず、かつ効果的に眼筋を鍛えるコツなのです。

それぞれの運動に、視力に合わせた目安の制限時間や回数を示していますが、最後のストレッチ運動は、視力にかかわらず1回で終わりにします。

この「ストレッチ→クイック→ストレッチ」の一連の流れを1回としてカウントします。

目安としては、**視力が0・1以上の人は朝・昼・晩の1日3回。0・1以下の人は朝・晩の1日2回**が適当です。

しかしこれはあくまで目安ですから、そのときの調子に合わせて、トレーニングの回数を減らすなどし、無理をしないようにしてください。

固くなった筋肉を柔らかく

――眼筋ストレッチ運動（基本）

まずは基本の眼筋ストレッチ運動をやってみましょう。

次ページの図のように、視線を斜めに動かすストレッチです。

左上→右下→左上→右下とそれぞれ1秒ずつくらいで視線を動かしながら、徐々に眼筋の動かす幅を広げていきましょう。これ以上行けないところまで眼筋を伸ばすようにします。

同様に、右上→左下→右上→左下もやりましょう。この運動は、固くなった眼筋を柔らかくするのが目的です。

1回あたりの制限時間は10秒間。途中で目が痛くなったり、頭がクラクラしたら中断してください。息を止めず、リラックスした呼吸で行うのを忘れずに。

眼筋ストレッチ運動（基本）左上←→右下

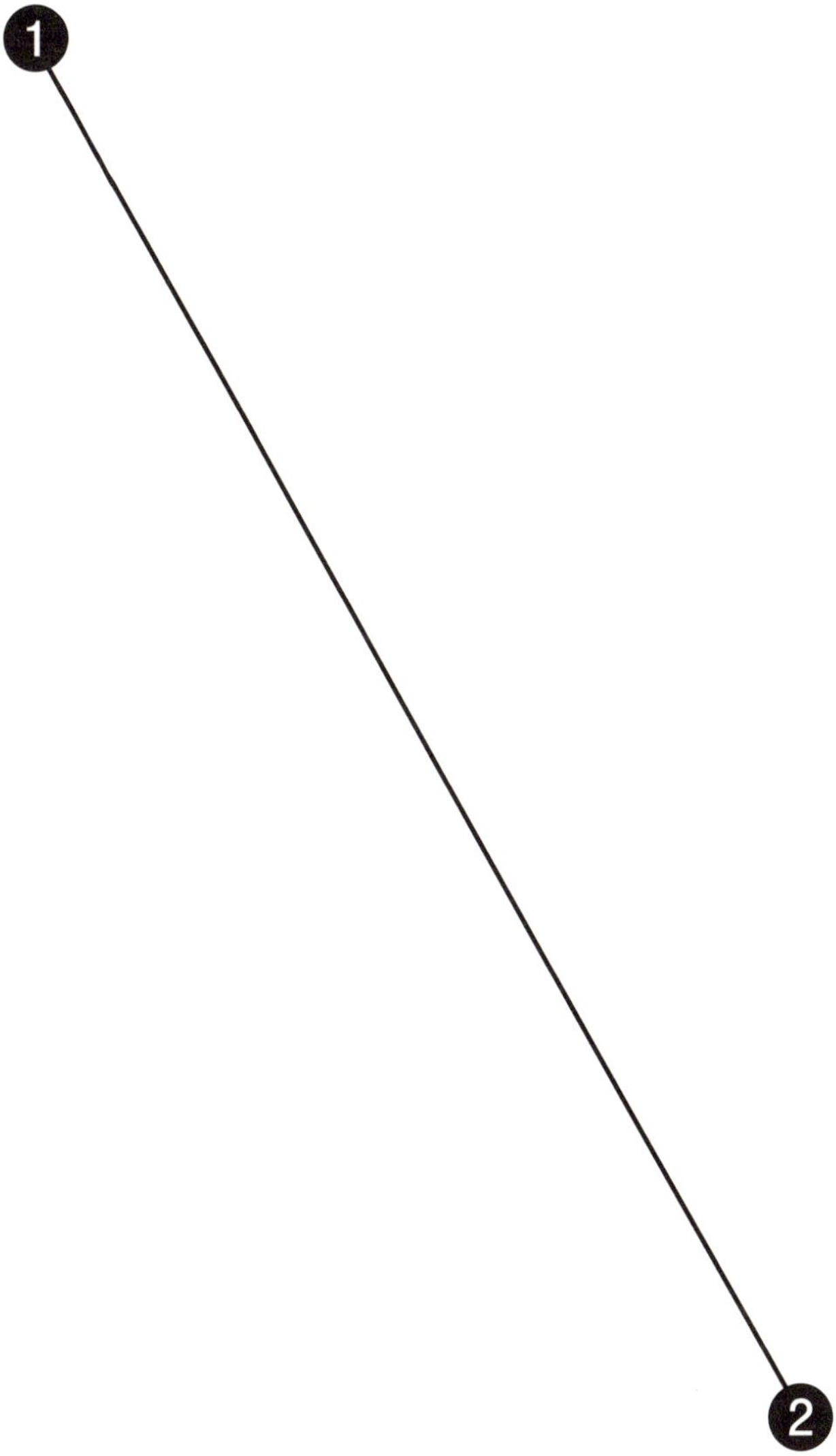

眼筋ストレッチ運動（基本）右上⟷左下

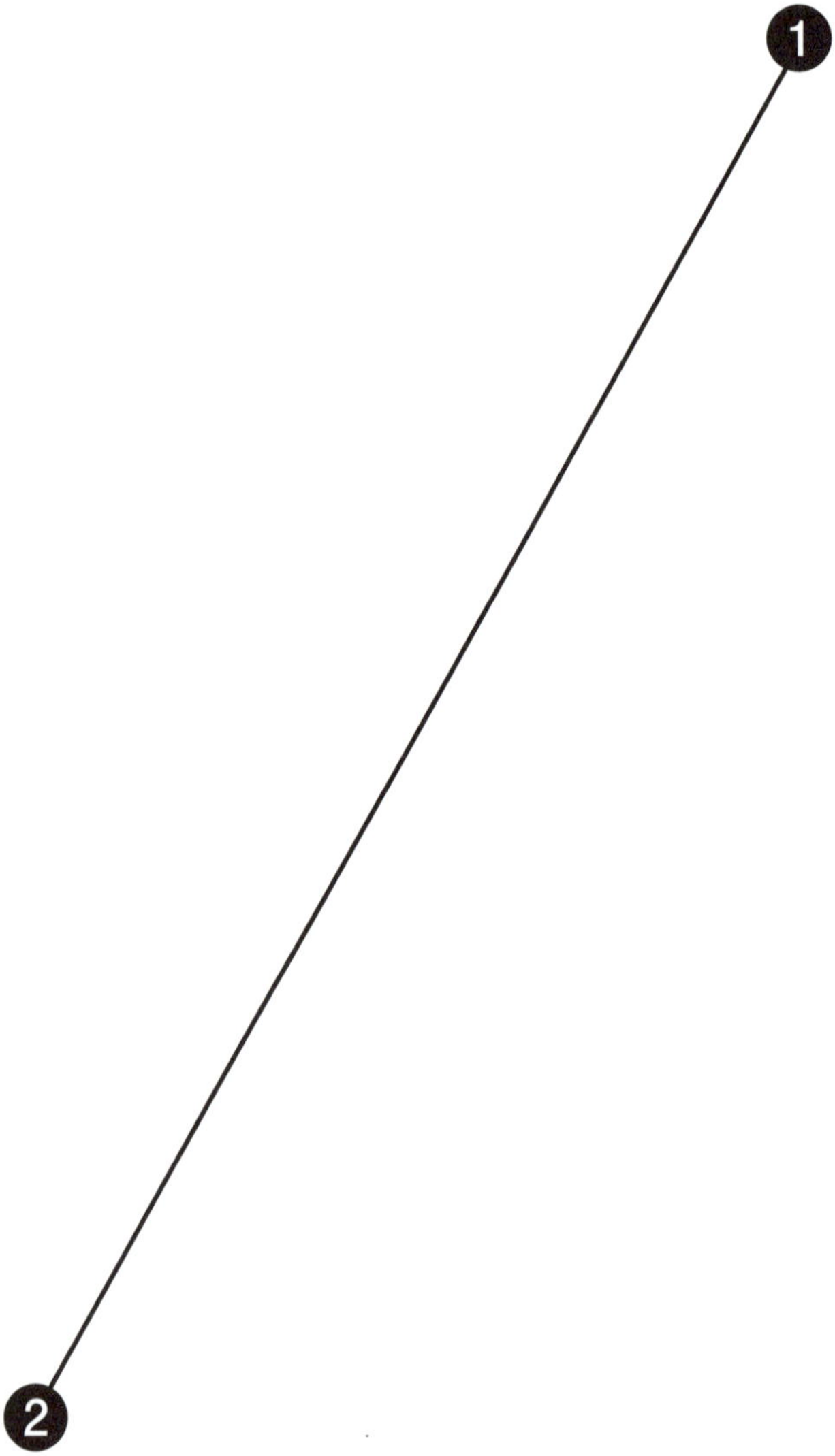

四方向へ眼筋を引き伸ばそう
――眼筋ストレッチ運動

いよいよ本格的な眼筋ストレッチ運動です。

１００ページのように上下・左右・右斜め・左斜めの四方向に眼筋を引き延ばすトレーニングをしましょう。やり方のイメージは、ウォーミングアップや基本のストレッチと同じです。少し痛いかなと感じるくらいまで、ぐーっと眼筋を引き延ばします。

制限時間は10秒間。10秒の間に上↓下↓上↓下と同じ運動を繰り返してください。上下が終わったら同じように左右、次に右斜め、それから左斜めというように進めていきます。斜めに視線を動かす運動は、上下・左右と比べて少し動かしにくい感じがするかもしれません。斜めの線を引いたパネルを貼って、それを視線でなぞるようにするといいでしょう。

眼筋ストレッチ運動　手順①

リラックスした姿勢で行います。頭を動かさず、視線を上に向けて少し痛いと感じるくらいまで眼筋を引き延ばします。

眼筋ストレッチ運動　手順②

今度は視線を下に下げていきます。同様に少し痛みを感じるくらいまで眼筋を引き延ばします。

眼筋ストレッチ運動　手順③

手順1、2の動きを10秒の間に繰り返します。

眼筋ストレッチ運動　手順④

次に、左右のストレッチです。上下のときと同様に、それぞれの方向に少し痛みを感じるくらいまで眼筋を引き延ばします。

10秒の間に、左↓右↓左↓右と繰り返します。

眼筋ストレッチ運動　手順⑤

今度は右上の端から左下の端まで視線を動かしていきます。それぞれの方向に少し痛みを感じるくらいまで眼筋を引き延ばしましょう。

10秒の間に、右上↓左下↓右上↓左下と繰り返します。

眼筋ストレッチ運動　手順⑥

最後に左上の端から右下の端まで視線を動かします。それぞれの方向に少し痛みを感じるくらいまで眼筋を引き延ばしましょう。10秒の間に、左上↓右下↓左上↓右下と繰り返します。

ここまでで1セット（各10秒間×4方向で40秒間）です。制限時間は目安です。途中で目が痛くなったり、頭がクラクラしたら中断してください。

眼筋ストレッチ運動

手順①～③　眼球を上下に動かす

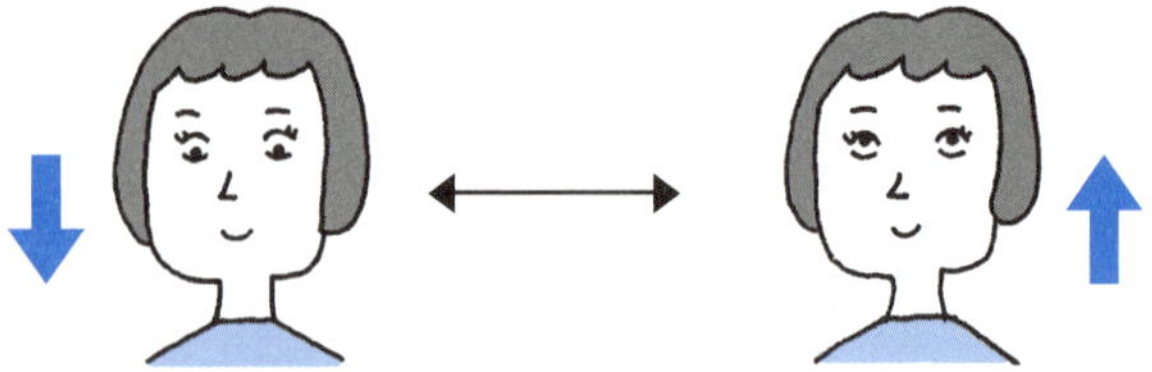

手順④　眼球を左右に動かす

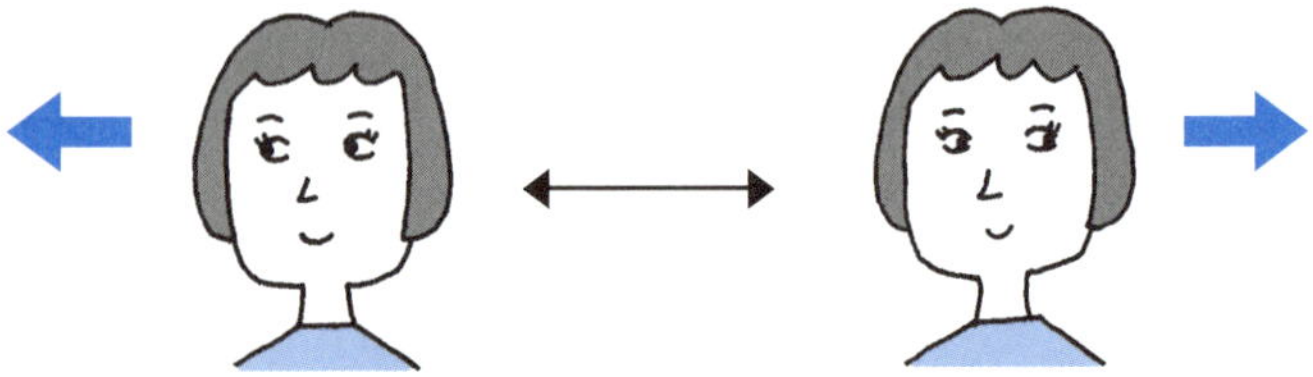

手順⑤　眼球を右斜め上、左斜め下に動かす

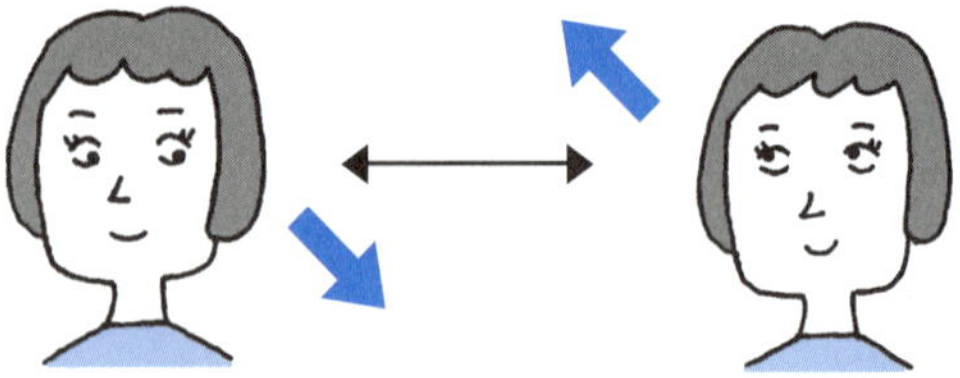

手順⑥　眼球を右斜め下、左斜め上に動かす

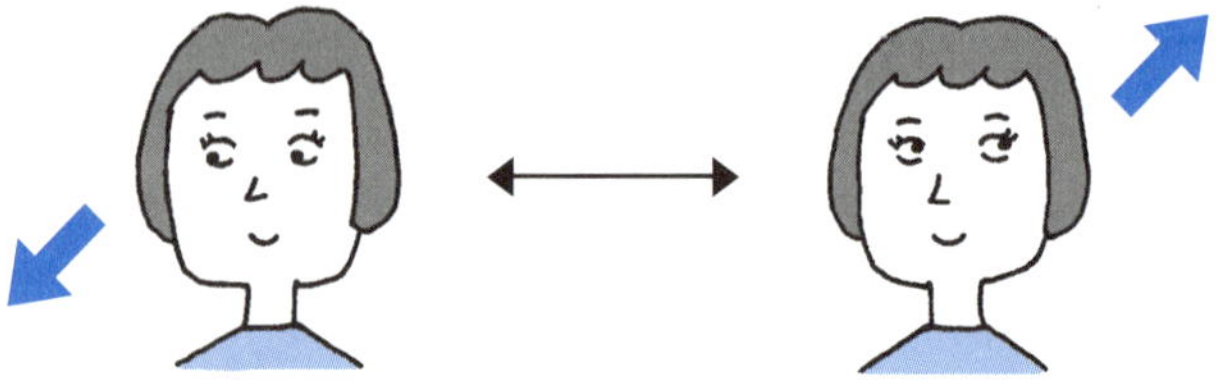

ジグザグに動かして眼筋を鍛える
――眼筋クイック運動1（ジグザグクイック）

眼筋ストレッチ運動で筋肉がほぐれたら、クイック運動をしましょう。

クイック運動は、視線をできるだけ速く動かすことで筋肉を鍛えるトレーニングになります。眼筋クイック運動にはジグザグクイック、8の字クイック、円クイック、ランダムクイックの4種類の運動があります。まずはジグザグクイック運動からはじめてみましょう。

105ページにトレーニング用のページがありますので、これを見て視線を動かしてください。

ジグザグクイック運動　手順①

トレーニング用のページを目の前25センチのところに置いてください。リラックスして呼吸を整えます。

ジグザグクイック運動　手順②

まずは縦方向のクイック運動です。上↓下↓上↓下というように、シートのラインに沿ってジグザグに視線を動かしていきます。

ジグザグクイック運動　手順③

最後まで行ったら折り返します。できるだけ速く視線を動かしながらスタート地点まで戻ります。

ジグザグクイック運動　手順④

以上の動きを制限時間10秒（視力が0・5以下の人は5秒）の間に繰り返します。

ジグザグクイック運動　手順⑤

今度は横方向に視線を動かすトレーニングです。ページを横向きにし、制限時間

10秒で、縦方向と同じように視線を動かしていきます。

ジグザグクイック運動　手順⑥

次は斜め方向にチャレンジします。ページを斜めにして、右上→左下→右上→左下と視線を素早く動かしましょう。

右斜めが終わったら左斜めです。左上→右下→左上→右下と視線を動かします。

それぞれ、制限時間は10秒間です。

このトレーニングも、眼筋が衰えている人が行うと、めまいや吐き気を覚えることがあります。

その場合はすぐにトレーニングを中断して、休んでください。休憩後にトレーニングを再開するときには、制限時間を短くして行うようにしましょう。

目を休ませるときには、蒸しタオルを載せると、血行がよくなって回復が早まり

ます。冷たいタオルはヒヤっとして気持ちがいいのですが、回復を遅らせかねないので注意してください。

さて、このクイック運動はどのくらいのスピードで視線を動かすのがいいのかというと、理想は10秒間に40往復以上。つまり、1秒で4往復が目安です。

ストレッチ運動のほうは、大きく・ゆっくり・強く動かしましたが、クイック運動の場合は「素早く」がポイントです。

振幅は大きくなくていいので、スピードを意識しましょう。

ただし、目標値に達しないからといってもう一度縦方向にチャレンジをする……といったことは避けてください。オーバーワークになる可能性があります。

また、トレーニングの途中でガクっとスピードが落ちた場合、眼筋が疲れた証拠ですから、そこまでを制限時間として取り組んでください。

無理は禁物です。

眼筋クイック運動１（ジグザグクイック）

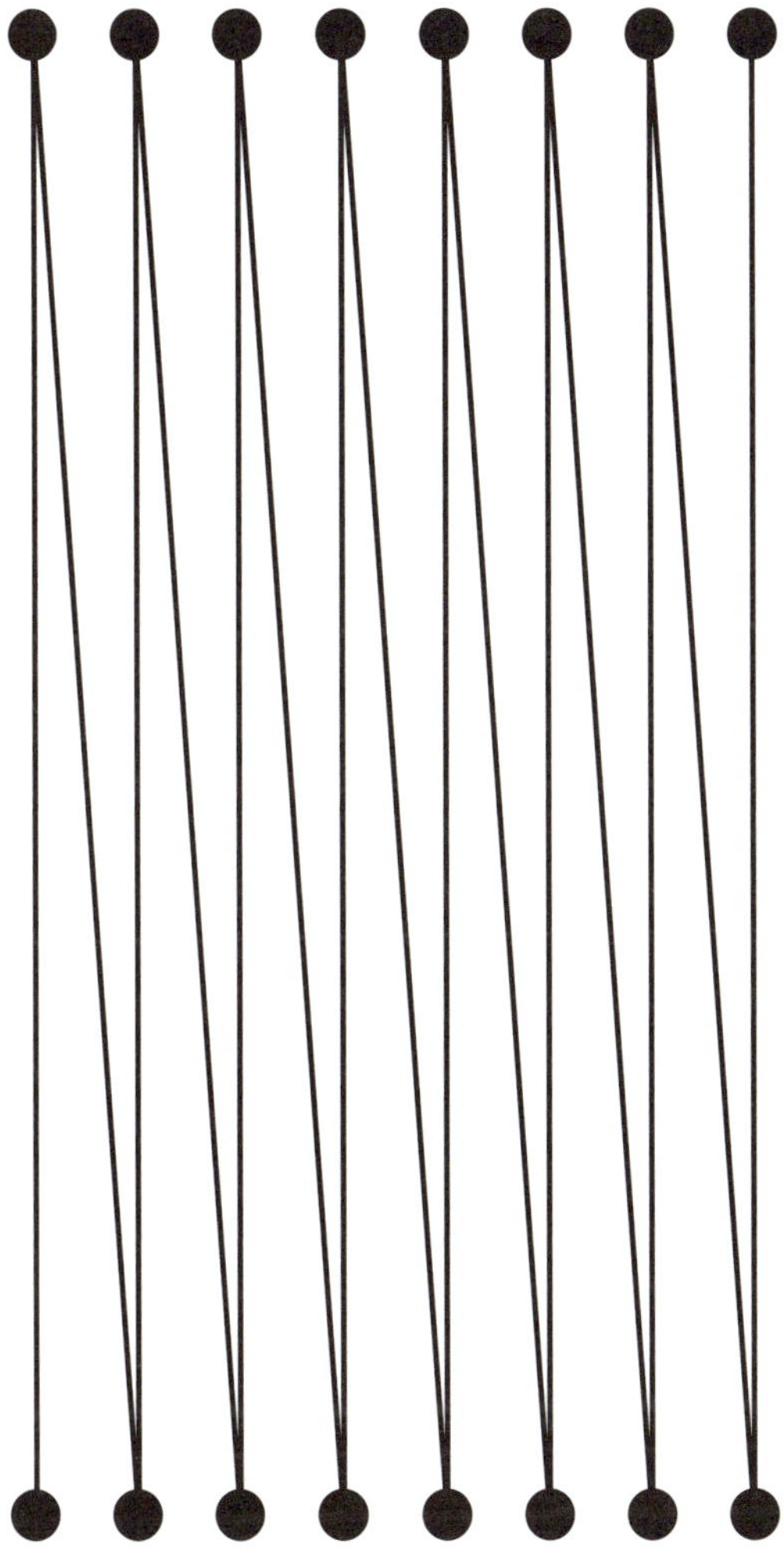

8の字を追って眼筋を鍛える

――眼筋クイック運動2（8の字クイック）

次は眼筋クイック運動の二つ目のバリエーションに挑んでみましょう。

ジグザグ運動に慣れ、余裕があればほかのクイック運動を追加して、効果的にパワーアップしていく必要があります。

先のジグザグ運動で、線を目で追うだけで眼筋が動いている、負荷がかかっていることを実感されたと思います。きっと、今まで眼筋についてほとんど意識せずに生活してきたのではないでしょうか。目の筋肉なのに目に見えない、だからほとんどの人は鍛えようという発想すら生まれず、視力を低下させていたのです。灯台下暗しとはよく言ったものですね。

さて、ここで紹介する眼筋クイック運動は視線を素早く8の字に動かすトレーニングです。１０８ページにトレーニング用のページがありますので、これを見て視線を動かしてください。

8の字クイック運動　手順①

トレーニング用のページを目の前25センチのところに開いてください。リラックスして呼吸を整えます。

8の字クイック運動　手順②

左上→右下→左下→右上→左上と8の字に視線を動かします。制限時間10秒の間に、素早く8の字を繰り返しましょう。

8の字クイック運動　手順③

今度は逆方向に8の字を描きます。右上→左下→右下→左上→右上と視線を動かしてください。

制限時間は同じく10秒間です。

目標値は10秒間に20回の8の字を描くことです。つまり、1秒に2回が目安です。

眼筋クイック運動２（8 の字クイック）

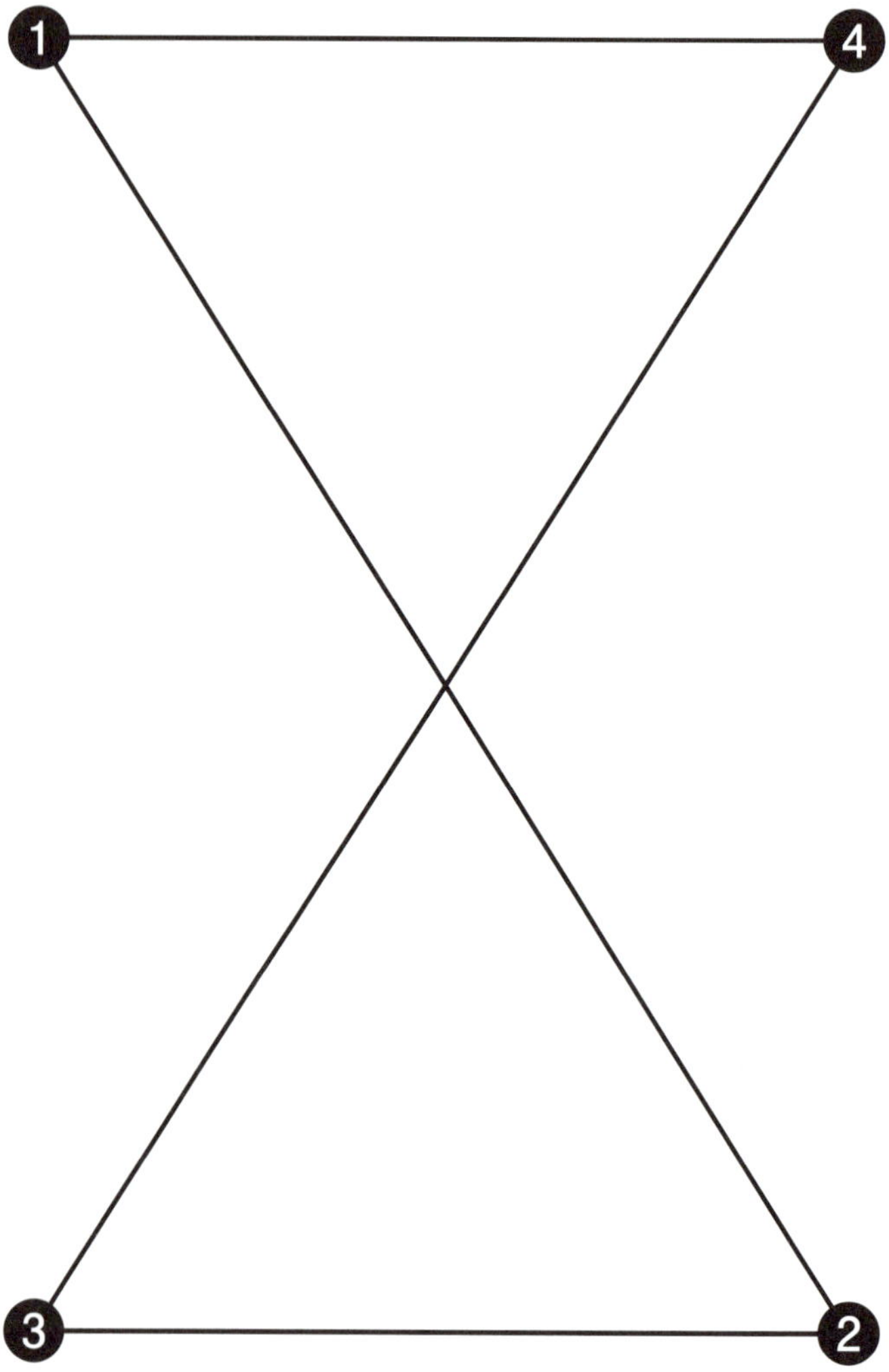

円を描くように眼筋を鍛える
――眼筋クイック運動3（円クイック）

ここまでは直線的な目の動きをやってきました。

次は、円を描く運動です。111ページにシートを用意しましたが、自分で用紙に円を描いて使っていただいてもかまいません。円運動は直線運動に比べ、慣れないと難しいものです。スムーズに円が描けるようにがんばってください。

円クイック運動　手順①

トレーニング用のページを目の前25センチのところに開いてください。リラックスして、呼吸を整えてください。

円クイック運動　手順②

左回りに視線を動かします。紙の円より小さくなってもいいので、スピードを意識しましょう。制限時間10秒で、円を描くのを繰り返します。

円クイック運動　手順③

今度は右回りに視線を動かします。同じく制限時間は10秒です。

ここではクイック運動を紹介しましたが、**この円クイック運動をトレーニングに追加する際には、ストレッチ運動も加えてください。**つまり基本のストレッチ運動と同様に、眼筋を大きく、少し痛いと感じるくらいまで引き延ばしつつ、ゆっくり動かします。

左回り、右回りそれぞれ1周に10秒程度かけるようにしてください。視線は円のラインに沿わせるようにします。

クイック運動の目標値は、10秒間で15周以上です。

慣れないうちは目が回るかもしれません。その場合は、1周ごとや2周ごとに方向を逆にしてやってください。

眼筋クイック運動３（円クイック）

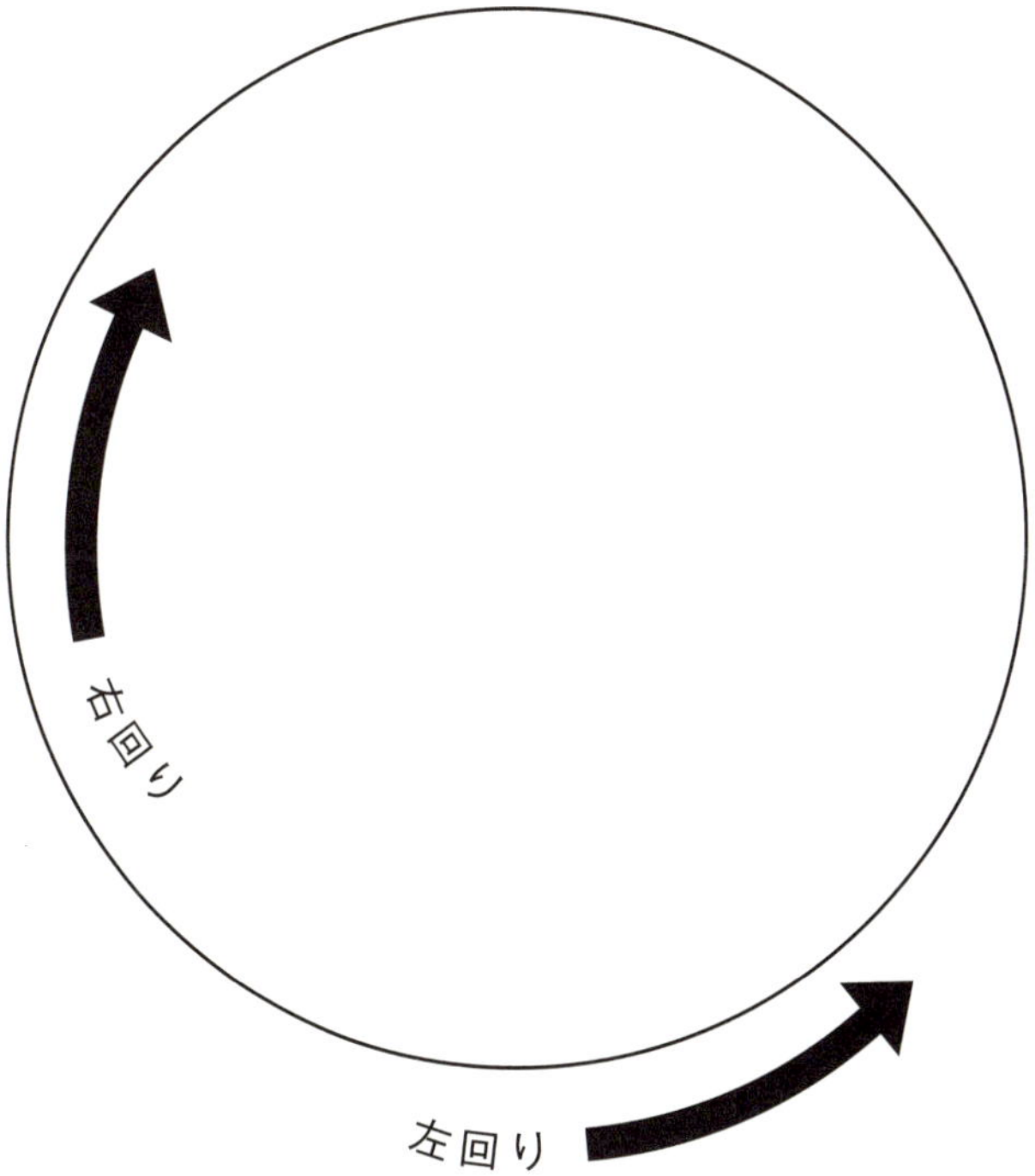

ランダムに動かして眼筋を鍛える
——眼筋クイック運動4（ランダムクイック）

今度は、規則的な動きではなくランダムな動きをするトレーニングです。

これは視線を自由に動かせばいいのですが、慣れないと「自由に」と言われても難しいと思いますので、次ページからランダム運動の例として4種類の図形を用意しました。**その日によって、どれか一つ選んでトレーニングするのでもいいし、これらの図を参考にオリジナルのシートをつくるのでもかまいません。**

これまでの運動と同じように、シートを目の前25センチのところに置いて、視線をラインに沿わせながら素早く動かしてください。

制限時間は10秒間で、目標は5周以上です。つまり、1周にかかる時間は2秒以内が目安です。左回りをやったら右回りもやるようにしましょう。どちらか一方のみだと偏りが出てしまいます。

眼筋クイック運動4（ランダムクイック）

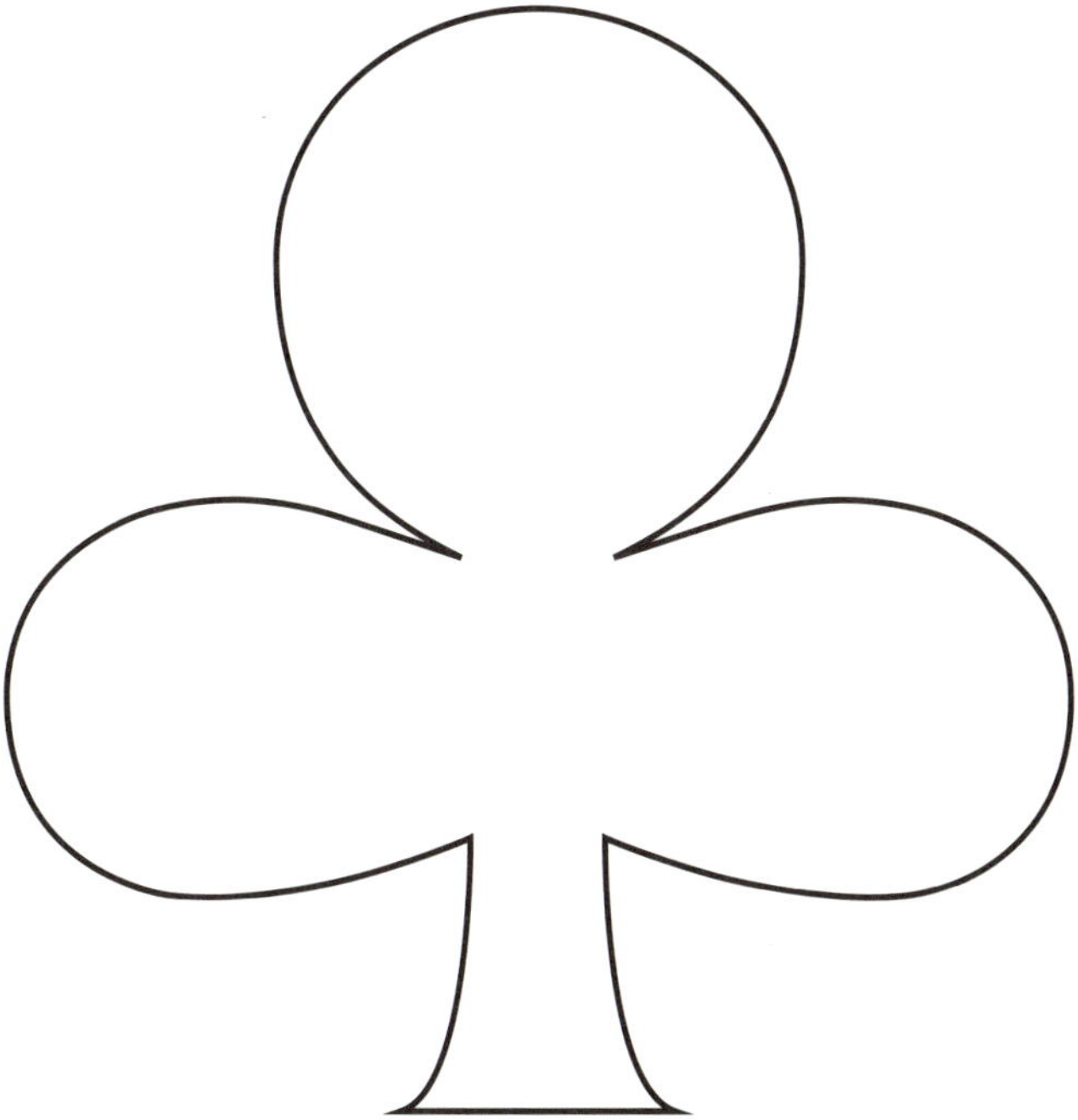

眼筋クイック運動４（ランダムクイック）

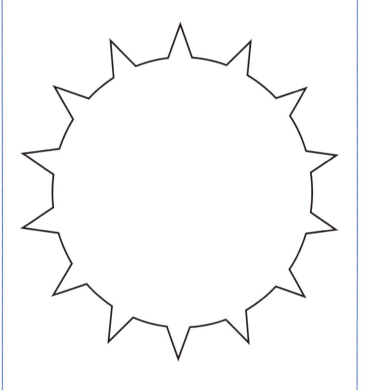

眼筋クイック運動４（ランダムクイック）

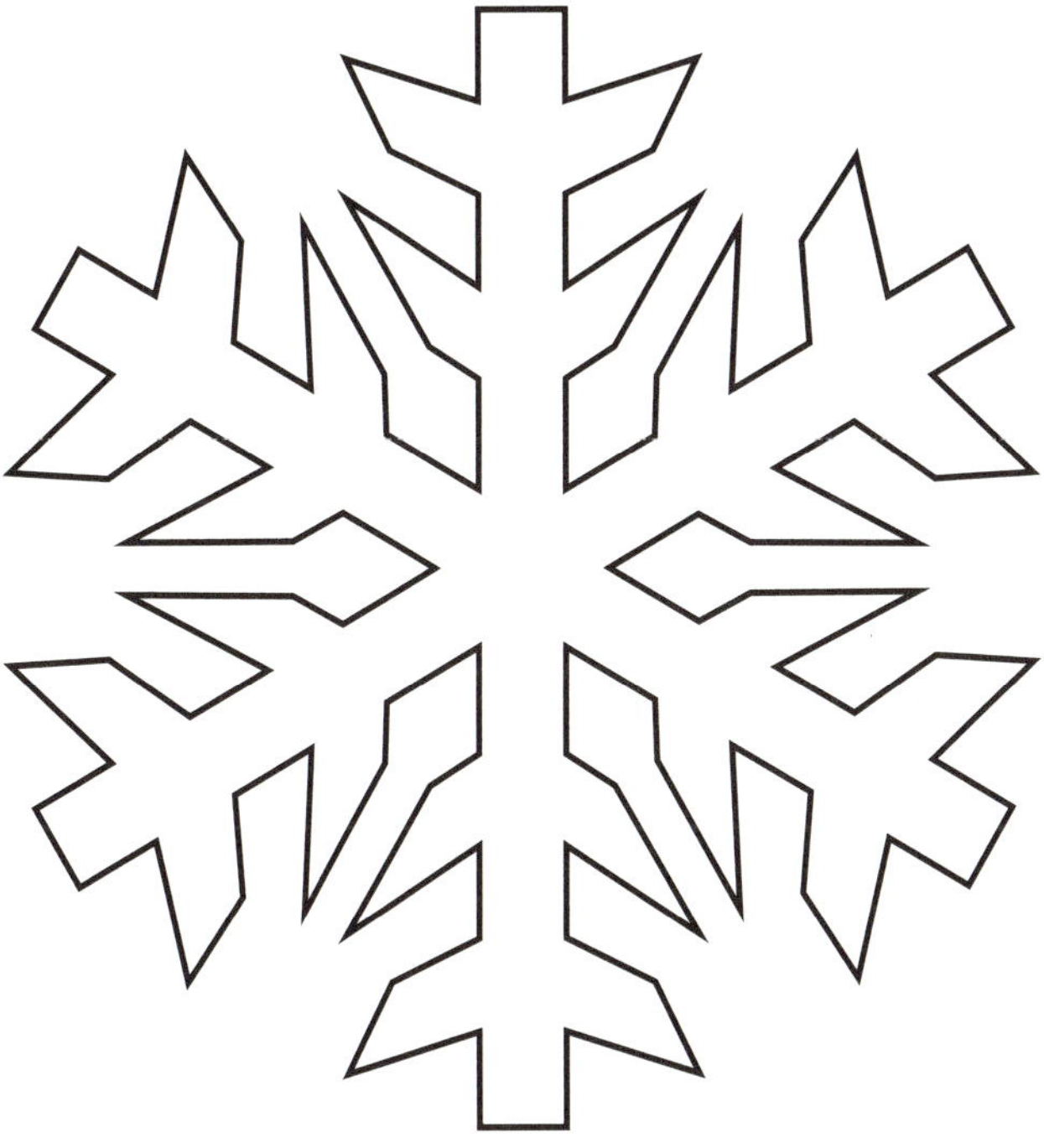

眼筋クイック運動４（ランダムクイック）

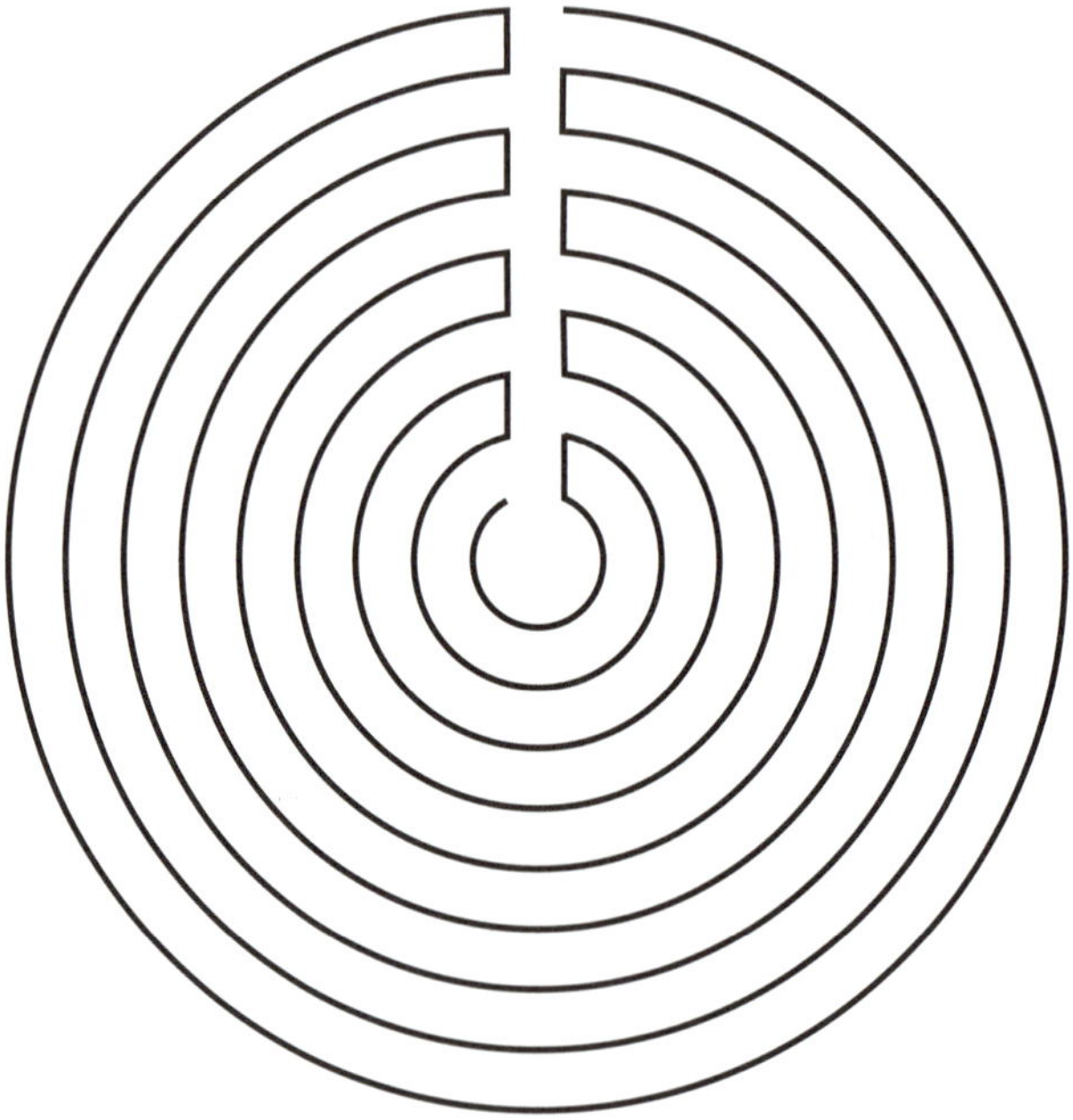

遠↔近を繰り返してピント合わせの練習

──毛様体筋ストレッチ運動

眼筋のトレーニングで、ストレッチ運動とクイック運動の要領はつかめたのではないでしょうか。

次に、毛様体筋を鍛えるトレーニングをしましょう。

毛様体筋は水晶体の厚さを調節し、ピントを合わせています。このピント合わせをゆっくり行ってストレッチをし、素早く行って筋力アップをはかります。

日本人の仮性近視の多くは、毛様体筋が固くなったことでピント合わせがスムーズにできていないことが原因です。

まずはストレッチ運動。視線を近→遠→近→遠と交互にゆっくり動かすことで、硬直した毛様体筋をほぐしていきます。

毛様体筋ストレッチ運動　手順①

リラックスした状態でイスに座り、人差し指を目の前10センチくらいの距離に持ってきます。

毛様体筋ストレッチ運動　手順②

まず、目の高さにある指先をじっと見つめてください。

毛様体筋ストレッチ運動　手順③

次は遠くの対象物に視線を移して見つめます。同じ姿勢のままで見える、外の電柱や建物などです。

制限時間は10秒間ですが、途中でめまいや乗り物酔いのような不快感を感じたらストップしてください。この運動も裸眼で行います。

視力が低下している人は裸眼で遠くの対象物を見るのは難しいと思いますが、実際には見えなくても気持ちは遠くを見ているつもりで取り組んでください。

遠↕近を素早く交互に
――毛様体筋クイック運動

次に毛様体筋のクイック運動です。

ストレッチ運動では、目の筋肉をゆっくり大きく動かしましたが、クイック運動では素早く視線を移すことを繰り返します。

毛様体筋クイック運動　手順①

リラックスした状態でイスに座り、人差し指を目の前20～25センチくらいの距離に持ってきます。あまり近いところに置くと、素早く視線を交互に動かすことが難しいからです。

毛様体筋クイック運動　手順②

近くの指先と、あらかじめ決めておいた遠くの対象物とを素早く交互に見ます。制限時間は10秒間です。

目標は、10秒間に20往復程度です。慣れないうちはその半分程度に設定すればいいでしょう。

このトレーニングをしながら、途中で焦点が合わずにピンボケ状態になることがあるかもしれません。目標物がよく見えなくても、そのままトレーニングを続けてください。毛様体筋を素早く収縮させたり、ゆるめたりすることで筋力アップを図るのが目的だからです。毛様体筋が鍛えられてくれば、次第に焦点も合うようになってきます。

もちろん、ほかのトレーニングと同じように、途中でめまいなど、不快感を感じたら無理をせず、中断して休むようにしましょう。

毛様体筋クイック運動

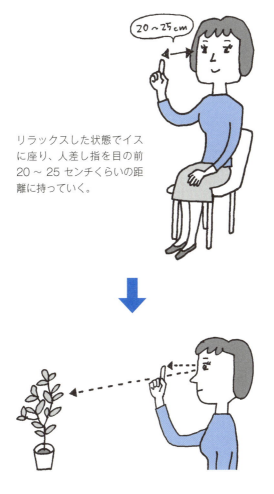

リラックスした状態でイスに座り、人差し指を目の前20～25センチくらいの距離に持っていく。

近くの指先と、あらかじめ決めておいた遠くの対象物とを素早く交互に見る。制限時間は10秒間。

光を使って動かない筋肉を動かす
――虹彩筋ストレッチ運動

それでは三つ目の筋肉、虹彩筋を鍛えるトレーニングに入りましょう。

虹彩筋は目に入る光の量を調節しています。

虹彩筋が衰えると、目に入る光の量が適切でなくなるため、ものの輪郭がはっきりしなくなってしまいます。

虹彩筋は不随意筋ですから、自分の意志で動かすことができません。そこで、光源を見ては隠し、明暗をつくり出すことで虹彩筋を動かすトレーニングをします。

まずはストレッチです。

虹彩筋ストレッチ運動　手順①

このトレーニングは目を閉じて行います。蛍光灯に向かい、まぶたに光を感じてください。

虹彩筋ストレッチ運動　手順②

アイマスク等を使って、その光源からの光を隠して遮断します。両手で目を隠すのでもかまいませんが、できれば光を完全に遮断しましょう。

虹彩筋ストレッチ運動　手順③

ゆっくり手順1と2を繰り返してください。制限時間は10秒間です。

光と暗闇を交互に見て虹彩筋を鍛える
――虹彩筋クイック運動

次に虹彩筋のクイック運動です。基本的な動作はストレッチ運動と同じですが、今度は明暗を素早くつくり出すことで虹彩筋をスピーディーに動かします。

虹彩筋クイック運動　手順①

ストレッチ運動と同様に目を閉じて蛍光灯に向かい、まぶたに光を感じます。

虹彩筋クイック運動　手順②

両手や、下敷きなどを使って光源をさえぎります。素早く動かすのがやりやすければ、もちろんアイマスクでかまいません。

虹彩筋クイック運動　手順③

素早く明暗を交互につくり、トレーニングします。

制限時間は10秒間です。目標は、10秒間に10回（明暗を0・5秒ずつ繰り返す）です。

虹彩筋トレーニングに関しても、途中でめまいや不快感を感じたら中断し、休むようにしてください。

虹彩筋を鍛えるクイック運動

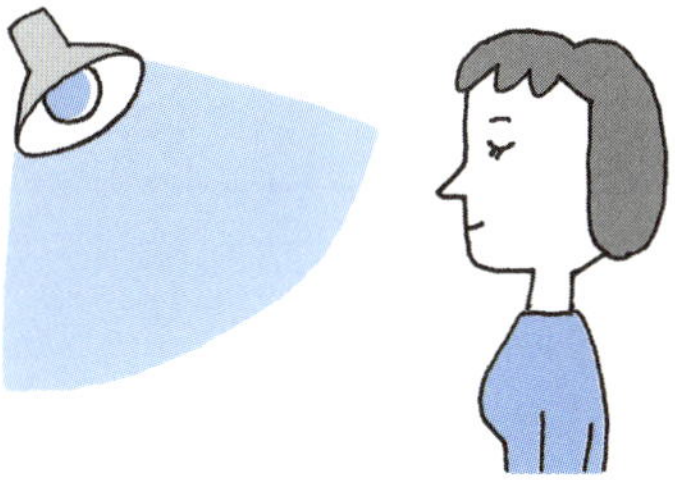

ストレッチ運動と同様に目を閉じて蛍光灯に向かい、まぶたに光を感じる。

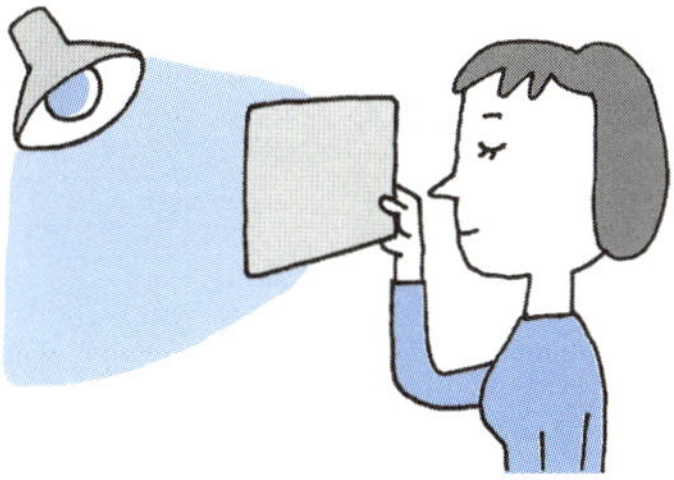

両手や、下敷きなどを使って光源をさえぎる。

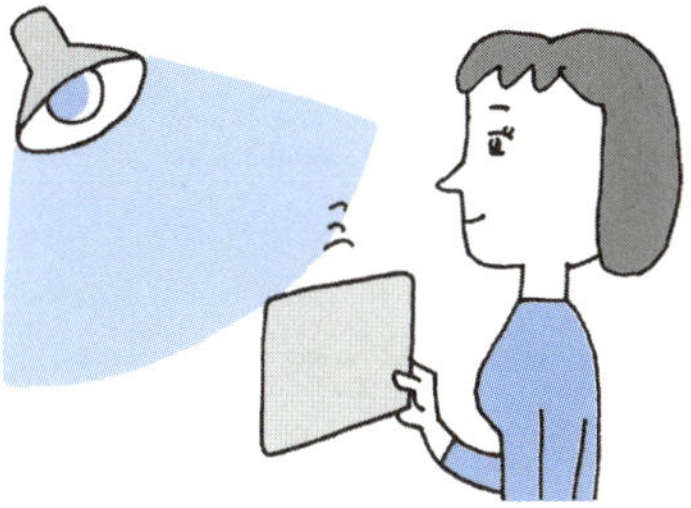

素早く明暗を交互につくり、トレーニングする。

トレーニングのまとめ

以上で、視力に関わる三つの筋肉「眼筋」「毛様体筋」「虹彩筋」のトレーニングは終了です。

それぞれにストレッチ運動とクイック運動があります。準備運動となるストレッチからはじめ、クイック運動のあとにも再びストレッチでほぐすのを忘れずに。

つまりすべての筋肉をトレーニングする際には、それぞれの筋肉についてストレッチ運動→クイック運動→ストレッチ運動というサンドイッチ方式の流れで行えばいいでしょう。

この流れを1回として、視力が0・1以上の人は朝・昼・晩の1日3回、0・1以下の人は朝・晩の1日2回が目安です。

眼筋のクイック運動はバリエーションがいくつかありますが、最初はジグザグの

1種類だけにして、慣れてきたら2種類、3種類と増やしてパワーアップしていってください。

また、パソコンを使ってトレーニングができるサイトを用意しています（本書の巻末参照）。こちらのURLにアクセスし、サイト内に表示される指示に従ってトレーニングを実践してみてください。

第5章

いつでも、どこでも！視力を維持する習慣

日常生活でのトレーニング

前章では、主にイスに腰かけてシートを見ながら行うトレーニングを紹介しました。

一つのトレーニングが10秒程度ですから、ちょっとした時間を見つけてトレーニングすることはさほど難しくないと思います。

しかし、日常生活の中で隙間時間にちょこちょことトレーニングができれば、さらに続けやすいのではないでしょうか。

慣れないうちは、本書を傍らに置いてやり方を確認しつつ、少し丁寧にやっていただければと思いますが、**要領さえつかめば、座った姿勢でなくても、シートがなくてもどこでもできてしまいます。**

●外出先でできるトレーニング例

たとえば、通勤・通学で電車やバスに乗っている間。目の前にある窓や、広告ポスターの四隅を使って眼筋トレーニングをすることができます。ボールペンなど身近なものと遠くの景色を使って毛様体筋トレーニングもいいですね。

最初はゆっくり動かしてストレッチをし、速く動かしてクイック運動をします。手軽にできるぶんオーバーワークになりがちなので、クイック運動は短めにするつもりでやるのがちょうどいいです。

時間が空いたときにすぐにできるトレーニングメニューを自分なりにつくっておくのもいいでしょう。

◎電車の中で、窓枠と窓の外の対象物（遠くの建物など）とを交互に見る。
◎電車を待つホームで、向かいのホームにある広告ポスターの四隅を視線でなぞる。
◎雨の日、信号待ちのときに手元の傘の柄と信号を交互に見る。

歩きながらや、人がたくさんいる場所でのトレーニングは避けてください。ぶつかったりして危険です。

目が疲れないテレビ・パソコンの見方

家で過ごしているとき、テレビやパソコン、スマートフォンの画面を見ているという人は多いのではないでしょうか。

すでにお話ししたとおり、テレビやパソコンを見ているときというのは、目をほとんど動かさないため、偏った目の使い方をしています。ごく狭い範囲に視線が集中し、画面の外は視野に入っていません。

そして、集中して画面に見入ってしまうため、長時間同じ姿勢でいたり、無意識のうちに息を止めていることがあったりと、血行を悪くしがちです。

テレビを見たあとやパソコン作業のあとにグッタリ疲れているという人は、とくに集中して画面を見る習慣があるのでしょう。

少しでも疲れを軽減するため、次のことを注意してみてください。

◎画面を見ているときは、意識的に周囲１８０度くらいを視野に入れた状態を保つ。

◎ＣＭのとき（パソコンやスマートフォンの場合は意識的に休憩を入れて）、画面の四隅を使って眼筋トレーニングをする。

◎ときどき深呼吸をする。

こういったことを取り入れるだけで、目が疲れにくくなります。

早く目の疲れをとるには

仕事や勉強はもちろん、視力回復トレーニングの最中でも、目の疲れを感じることはあると思います。

そういったときのために、早く目の疲れをとって回復させる方法を覚えておきましょう。

ここから、簡単に目の疲れをとる方法をまとめました。視力回復トレーニングの補助として取り入れましょう。

◉眼筋をほぐすマッサージ

目を閉じた状態で、目のまわりを軽く押します。

人差し指、中指、薬指の３本を使って、骨に沿ってマッサージしてください。眼球自体を押すのではなく、骨のふちを押さえる感じです。

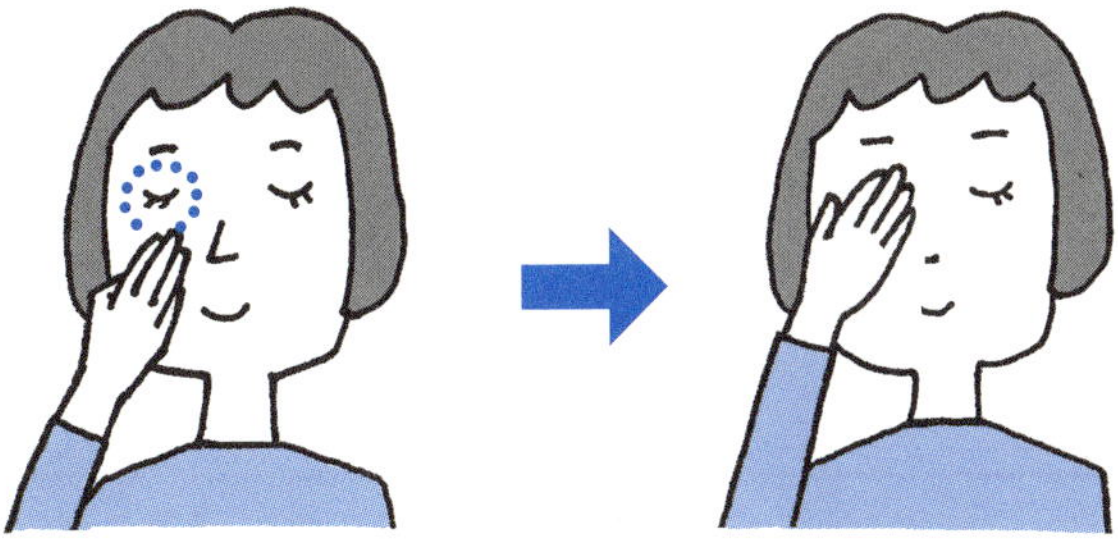

目を閉じた状態で、目のまわりを軽く押します。

マッサージの最後に、指全体をまぶたに軽く押し当てるようにして仕上げる。

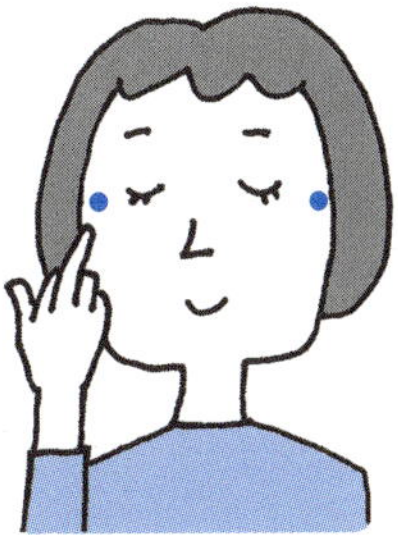

「客主人」と呼ばれる眼精疲労に効くツボを押す。

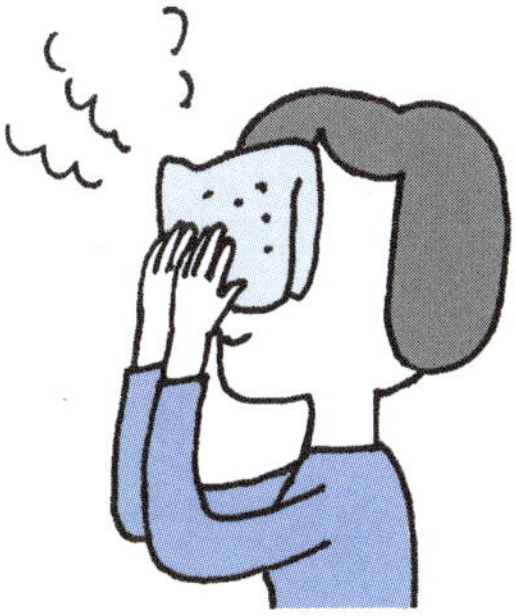

まぶたの上に蒸しタオルを載せてあたため、血行を促進させる。

マッサージの最後に、指全体をまぶたに軽く押し当てるようにして仕上げます。

◉眼精疲労に効くツボ「客主人」

「客主人」と呼ばれる眼精疲労に効くツボを押します。

客主人は、ほお骨を耳側にたどっていき、へこんでいる部分から、指2本分程度、上にあるツボになります。眼鏡をかけると、ちょうどツルの下にあたるくぼみの部分です。

このツボを人差し指、中指で円をクルクルと円を描くようにしながら押したり、手のひらでトントンと叩いたりしてみましょう。

客主人は、目の疲れを取るだけではなく、イライラやヒステリーを鎮める効果があります。

◉蒸しタオルで温める

まぶたの上に蒸しタオルを載せて温め、血行を促進します。

目に悪い食生活をしていませんか？

視力には食生活も関係します。

視力回復トレーニングを実践しても、「目に悪い食事」を続けていれば、ザルで水をすくうようなもので、なかなか目覚ましい効果が得られません。

「目に悪い食事」とは、端的にいえば血行を悪くする食事です。

たとえば、甘いものの摂りすぎ。

黒砂糖や果糖など天然自然の糖ではなく、精製された糖は吸収のスピードが速すぎるため、血液中のブドウ糖濃度（血糖値）が急激に上昇します。血糖値が上昇しすぎると、血液は粘性を増します。

つまり、血液がサラサラでなくなって、流れにくくなるのです。

血糖値が上がりすぎたときには、それを引き下げるため、膵臓《すいぞう》からインシュリンというホルモンが分泌されます。

これが正常に動いているときはいいのです。

急激な血糖値の上昇に対して急激な引き下げを行うと、今度は血糖値が低すぎると認識して血糖値を上げるためのアドレナリンなどが出て……と、しょっちゅう血糖値を上げすぎたり下げすぎたりしていると、膵臓が疲れてきてインシュリンが分泌されなくなってしまいます。これが糖尿病です。

糖尿病になると急激に視力が低下することが知られています。そのまま放置すれば失明することもあります。

これは、血液の粘性が高まって眼筋や視神経でうっ血状態が起こり、酸素が供給されなくなって細胞が死んでしまうからです。糖尿病までいかなくても、血糖値を急激に上げる食事を続けていれば、目にいいはずがありません。

ほかにも、高コレステロール、低カルシウム、低繊維などの、動脈硬《どうみゃくこう》化《か》を起こしやすい食事は「目に悪い食事」といえます。ファストフード、カップ麺などはその代表です。

また、時間がないからといって、柔らかいものを流し込むように食事をしたりしていませんか？　アゴを使わない食事は、首の血行を悪くし、視力にも悪影響があります。

目にいい食生活をしよう！

それでは、「目にいい食事」とはどのようなものでしょうか。

次に挙げるような食材を含んだ、バランスのいい食事です。

・大豆製品

豆腐や納豆、おからなど。低カロリーで良質なタンパク質を含む食品群です。

・海藻類

ワカメや昆布、ひじきなど。繊維やミネラルを多く含み、毛細血管の通りをよくする効果があります。

・ナッツ類

くるみやアーモンド、ピーナッツなど。繊維質を多く含み、コレステロールを低下させてくれます。

・にんじん

体内に入るとビタミンAに変化するβカロチンを多く含んでいます。生よりもゆでて食べるほうが、βカロチンが吸収されやすいのでおすすめ。

ビタミンAは目の粘膜を保護します。不足すると涙の分泌量が減り、ドライアイになる場合があります。

・レバー

ビタミンA、ビタミンB群、鉄分、葉酸《ようさん》など目にいい成分が豊富に含まれています。貧血予防にも高い効果が期待できます。

・ブルーベリー

目の神経伝達をよくするアントシアニンを多く含んでいます。

◉目にいい食事のメニュー例

一つの食材を偏って食べたり、過剰摂取することはよくありません。あくまでもバランスよく、が大切です。和定食のようなメニューが理想的でしょう。硬いものをよく噛んで食べることも大切です。アゴをしっかり使えば首の血行がよくなります。

参考までに目にいい食事のメニュー例を挙げておきます。

〈メニュー例　その1〉

朝　胚芽米《はいがまい》のごはん　ワカメと豆腐の味噌汁　納豆　焼き海苔　ほうれん草のおひたし

昼　レバニラ炒め定食

夕　胚芽米のごはん　シジミの味噌汁　シシャモの干物　ひじきの煮物

夜　サツマイモの切干　さきイカ　ウーロン茶

〈メニュー例　その2〉

朝　胚芽米のごはん　切り干し大根の味噌汁　目玉焼き　岩海苔の佃煮　ブロッコリーサラダ

昼　野菜炒め定食

夕　胚芽米のごはん　アサリの味噌汁　おでん　小松菜の煮浸し

夜　焼きとうもろこし　ピーナッツ　ウーロン茶

付録

14日間アクションプログラム

最後に、まとめとして「14日間アクションプログラム」を提示しておきます。14日間で視力回復をするための実践プログラムです。効果を最大限にするためのチェックポイント等も合わせて載せていますので、これを参考にしながら、実際にトレーニングをやっていただければと思います。

ここに紹介しているのは、あくまでも標準的な進め方の例です。この通りに完璧にやろうとするのではなく、ご自分のペースで無理せずに行うようにしてください。

1日目

本書で視力回復の理論とトレーニングのやり方を確認したら、さあ、いよいよ実践です！　初日は、トレーニング前の視力をチェックし、基本のトレーニングにトライしましょう。

◉トレーニング前の視力をチェックしよう

「視力検査表」で検索をすると、ネット上で、またはダウンロードして印刷できる視力検査表が見つかります。こういったものを利用して、現在の視力をチェックしておきます。

視力をチェックしよう

トレーニング前の視力　右（　）　左（　）

●ウォーミングアップで眼筋の動かし方を確認

リラックスしてイスに腰掛け、まずはウォーミングアップ。

頭を動かさずに視線だけを動かして、ゆっくり上を見ます。少し痛いと感じるくらいまで眼筋を引き延ばしましょう。同じように、今度は下を見ます。

これが基本の動かし方ですので、感覚をつかみましょう。

4章のやり方に沿って、実際にトレーニングをやってみます。

三つの筋肉それぞれ、ストレッチからはじめて、クイック運動をし、最後に1回ストレッチをします。

最初ですのではりきってたくさんやりたくなるかもしれませんが、オーバーワークにならないよう注意。途中で目が痛くなったり、めまい・吐き気等を感じたら中断して休んでください。

眼筋クイック運動は、ジグザグ運動と8の字運動をやってみましょう。

トレーニングの実践

- □ 眼筋ストレッチ→眼筋クイック（ジグザグ運動、8の字運動）→眼筋ストレッチ
- □ 毛様体筋ストレッチ→毛様体筋クイック→毛様体筋ストレッチ
- □ 虹彩筋ストレッチ→虹彩筋クイック→虹彩筋ストレッチ

2日目

昨日はトレーニングをやってみていかがでしたか？　思ったより簡単にできる、あるいは意外と目が疲れてしまって全部はできなかった……など、それぞれ感想があると思います。

繰り返しお伝えしているように、このトレーニングはご自分のペースで行うことが大切です。

人によって目の筋肉の衰え具合も違いますし、日ごろの生活の中での目の疲れ具合も違います。全部こなせなくてかまわないので、目の調子を確認しながら進めましょう。

また、このトレーニングは目が疲れているときにやっても効果が出ません。仕事のあとなど目の疲れを感じるときは、目を休ませて疲れをとってから実践するようにしてください。

トレーニングの実践

□　眼筋ストレッチ→眼筋クイック（ジグザグ運動、8の字運動）→眼筋ス

トレッチ

□ 毛様体筋ストレッチ↓毛様体筋クイック↓毛様体筋ストレッチ

□ 虹彩筋ストレッチ↓虹彩筋クイック↓虹彩筋ストレッチ

3日目

眼筋を鍛えるトレーニングにはバリエーションがあります。

余裕のある人はこれまでの直線的な動きに加えて、円運動をやってみましょう。まずは眼筋ストレッチに円運動を追加します。

眼筋をゆっくり大きく動かしながら、円を描きます。それからクイック運動です。こちらは、視線が描く円が小さくなってもいいので、素早く動かすことに注力してください。

今日は円運動を追加した初日なので、ストレッチ運動もクイック運動もともに、左回りと右回りの1回ずつだけで終わりにします。

翌日からは、ほかのトレーニングと同様に、制限時間10秒間の中で運動を繰り返します。

トレーニングの実践：円運動を追加

□眼筋ストレッチ（円運動も追加）→眼筋クイック（ジグザグ運動、８の字運動、円運動）→眼筋ストレッチ
□毛様体筋ストレッチ→毛様体筋クイック→毛様体筋ストレッチ
□虹彩筋ストレッチ→虹彩筋クイック→虹彩筋ストレッチ

4日目

視力回復トレーニングに少しずつ慣れてきたでしょうか。

昨日は円運動を左回りと右回りの1回ずつだけ追加しました。今日からは、ほかと同じように制限時間10秒で運動を繰り返すようにします。

円運動は、直線的な動きに比べて難しく感じると思います。デコボコしたり、歪んだりせず、スムーズに円が描けるようにがんばりましょう。

トレーニングの実践

- □ 眼筋ストレッチ→眼筋クイック（ジグザグ運動、８の字運動、円運動）→眼筋ストレッチ
- □ 毛様体筋ストレッチ→毛様体筋クイック→毛様体筋ストレッチ
- □ 虹彩筋ストレッチ→虹彩筋クイック→虹彩筋ストレッチ

5日目

５日目になって余裕が生まれてくれば、ランダム運動も追加しましょう。ランダム運動用のシートから好きなものを選び、ストレッチ、クイックともにやってみてください。

今日はランダム運動追加の初日ですので、左回りと右回りの１回ずつだけで終わりにします。翌日からは、ほかのトレーニングと同様に、制限時間10秒間の中で運動を繰り返します。

トレーニングの実践：ランダム運動を追加

- □ 眼筋ストレッチ→眼筋クイック（ジグザグ運動、8の字運動、円運動、ランダム運動）→眼筋ストレッチ
- □ 毛様体筋ストレッチ→毛様体筋クイック→毛様体筋ストレッチ
- □ 虹彩筋ストレッチ→虹彩筋クイック→虹彩筋ストレッチ

6日目

眼筋クイック運動のバリエーションが出そろいました。今日から、すべての運動を制限時間10秒で繰り返します。ただし、目の調子と相談して、疲れを感じたらいくつかの運動を省略するなどして調整してくださいね。

とくに新しく追加した運動は、緊張したり一生懸命になりすぎて呼吸を止めてしまいがちです。酸素不足になるとトレーニングの効果が出ませんので、リラックスを心がけてください。

トレーニングの実践

□ 眼筋ストレッチ→眼筋クイック→眼筋ストレッチ
□ 毛様体筋ストレッチ→毛様体筋クイック→毛様体筋ストレッチ
□ 虹彩筋ストレッチ→虹彩筋クイック→虹彩筋ストレッチ

7日目

トレーニングをはじめて1週間。目の筋肉を動かすことにも慣れてきたのではないでしょうか。ここで、視力を再びチェックしておきましょう。すでに回復が見られるなら、正しくトレーニングできています。その調子で実践してください。

まだ効果が感じられない場合、眼筋の衰えがかなり進んでいるのかもしれません。焦らずに続けつつ、普段の生活での目の使い方を意識してみてください。また、トレーニングの際に正しく目の筋肉を動かすことができているかどうか確認しておきましょう。

視力をチェックしよう

トレーニング7日目の視力　右（　　）左（　　）

◉正しく目の筋肉を動かしているかチェック

トレーニングにも慣れてきたところで、正しく目を動かしているかどうかをチェックしてみましょう。

視線を動かす先が視野に入っているために、実際には目の筋肉を動かさないまま、動かしている「つもり」になっていることがあるからです。

夜に部屋の明かりを小さいランプだけにし、その真下に仰向けに寝そべります。天井の四隅を使って、上下・左右・斜めというように眼筋クイック運動をしてみてください。

このとき、正しく目を動かすことができていれば、ランプの光は視線と反対方向に動きます。動かしているつもりなだけならば、光は動きません。

トレーニングの実践

□ 眼筋ストレッチ→眼筋クイック→眼筋ストレッチ
□ 毛様体筋ストレッチ→毛様体筋クイック→毛様体筋ストレッチ
□ 虹彩筋ストレッチ→虹彩筋クイック→虹彩筋ストレッチ

8日目

家でトレーニング用シートを使ったトレーニングをするだけでなく、外出先でも隙間時間を見つけてトレーニングをやってみましょう。

要領をつかめば、どこでもできてしまうのがこのトレーニングのいいところです。ただ、手軽であるゆえにオーバーワークになりがちなので、ストレッチを多めでクイックは少なめの配分にする気持ちで行ってください。

◉日常生活の中でのトレーニング例（131ページ）

◎電車の中で、窓枠と窓の外の対象物（遠くの建物など）とを交互に見る。
◎電車を待つホームで、向かいのホームにある広告ポスターの四隅を視線でなぞる。
◎雨の日、信号待ちのときに手元の傘の柄と信号を交互に見る。

トレーニングの実践

- □ 眼筋ストレッチ→眼筋クイック→眼筋ストレッチ
- □ 毛様体筋ストレッチ→毛様体筋クイック→毛様体筋ストレッチ
- □ 虹彩筋ストレッチ→虹彩筋クイック→虹彩筋ストレッチ

9日目

眼精疲労を進めてしまうテレビやパソコン。どうしても偏った目の使い方をしてしまいますし、集中して同じ姿勢をとりつづけると血行が悪くなって目も酸素不足になります。

せっかく視力回復トレーニングを続けていても、日常生活で目の疲労が激しいと効果がうすれてしまいます。少しでも目の疲れがとれるように、画面の見方を意識しましょう。

◉目が疲れないテレビやパソコンの見方（133ページ）

◎画面を見ているときは、意識的に周囲180度くらいを視野に入れた状態を保つ。
◎CMのとき（パソコンの場合は、意識的に休憩を入れて）、画面の四隅を使って眼筋トレーニングをする。
◎ときどき深呼吸をする。

トレーニングの実践

- □ 眼筋ストレッチ→眼筋クイック→眼筋ストレッチ
- □ 毛様体筋ストレッチ→毛様体筋クイック→毛様体筋ストレッチ
- □ 虹彩筋ストレッチ→虹彩筋クイック→虹彩筋ストレッチ

10日目

トレーニングをはじめて10日です。クイック運動のスピードも、最初のころに比べるとかなり速くなったのではないでしょうか。

ここで、それぞれ目標値を確認しておきます。

ジグザグ運動……10秒間に40往復
8の字運動……10秒間に20回
円運動……10秒間に15周
ランダム運動……10秒間に5周
毛様体筋クイック運動…10秒間に20往復
虹彩筋クイック運動……10秒間に10回

どのくらい達成しているでしょうか?

8割以上のトレーニングで目標値を達成できるほどに目の筋肉が発達してくれれば、大多数の人は視力回復を感じます。

ただ、短期間で目標値をクリアできる人もいれば、そうでない人もいます。目標値を出せるまでがんばろうとせずに、目安として念頭に置きながら自分のペースで進めてください。

トレーニングの実践

- □ 眼筋ストレッチ→眼筋クイック→眼筋ストレッチ
- □ 毛様体筋ストレッチ→毛様体筋クイック→毛様体筋ストレッチ
- □ 虹彩筋ストレッチ→虹彩筋クイック→虹彩筋ストレッチ

11日目

昨日は各トレーニングでの目標値を確認しました。

8割以上のトレーニングで目標値を達成できているにもかかわらず、あまり回復を感じないのであれば、肩コリや体の冷えによる血行不良や食生活の偏りなどが原因としてあるかもしれません。

視力回復トレーニングを続けると同時に、それらを改善する努力をしてみてください。

◉改善ポイント

◎肩コリや首のコリがある。
◎ギックリ腰などで腰や背中を痛めたことがある。
◎腹筋・背筋が衰えている。
◎冷え症である。
◎早食いで、あまり噛まずに食べてしまう。
◎野菜が嫌いで肉をよく食べる。
◎甘いものや炭酸飲料が好きで、毎日のように食べたり飲んだりしている。
◎便秘や下痢を起こしやすい。

トレーニングの実践

□ 眼筋ストレッチ→眼筋クイック→眼筋ストレッチ

□ 毛様体筋ストレッチ→毛様体筋クイック→毛様体筋ストレッチ

□ 虹彩筋ストレッチ→虹彩筋クイック→虹彩筋ストレッチ

12日目

眼筋を鍛える「ランダム運動」は、自由に目を動かすことを主眼としているので、本書に掲載しているシートではなく、オリジナルのものを使用していただいてもかまいません。自分の好きな図形、イラスト（一筆書きである必要はありますが）を使って、トレーニングをするのもおすすめです。オリジナルメニューで楽しくトレーニングを続けましょう。

トレーニングの実践：オリジナルメニュー追加

□眼筋ストレッチ→眼筋クイック→眼筋ストレッチ
□毛様体筋ストレッチ→毛様体筋クイック→毛様体筋ストレッチ
□虹彩筋ストレッチ→虹彩筋クイック→虹彩筋ストレッチ

13日目

このアクションプログラムでは、14日間を一つのタームとしてトレーニングを行うことにしています。早く結果を出したいという思いから、オーバーワーク気味の人もいるかもしれません。ほかの部位の筋トレと同じように、負荷を多めにかければ、そのぶん疲れます。マッサージや蒸しタオル等で上手に目の疲れをとりながら、トレーニングを続けましょう。

◉目の疲れをとる（135ページ）

・目のまわりをマッサージ。
・客主人のツボ押し。

・蒸しタオルで温める。

トレーニングの実践

□ 眼筋ストレッチ→眼筋クイック→眼筋ストレッチ
□ 毛様体筋ストレッチ→毛様体筋クイック→毛様体筋ストレッチ
□ 虹彩筋ストレッチ→虹彩筋クイック→虹彩筋ストレッチ

14日目

いよいよこのアクションプログラムの最終日です。視力の回復具合をチェックしてみてください。

十分に回復したのであれば、今後はその視力をまた低下させることのないように日常生活で気をつけてください。

目の疲れを感じたら、できるだけ早くその疲労をとり、偏った目の使い方を補正するべくトレーニングをするのです。ここまで続けてきたあなたなら、生活の中で気づいたときにトレーニングをすることも楽勝ですよね。

まだ回復の途中だという方は、これまでどおり日常生活を気をつけつつ、トレーニングを続けていきましょう。

視力をチェックしよう

トレーニング14日目の視力　右（　　）　左（　　）

トレーニングの実践

- □ 眼筋ストレッチ→眼筋クイック→眼筋ストレッチ
- □ 毛様体筋ストレッチ→毛様体筋クイック→毛様体筋ストレッチ
- □ 虹彩筋ストレッチ→虹彩筋クイック→虹彩筋ストレッチ

おわりに――視力が回復したら、さらなる能力開発に挑もう!

私たち川村速脳開発協会・新日本速読研究会が視力回復について研究をはじめてから30年ほどの間には、視力回復トレーニングの書籍も相当数出してきました。

そのたびに反響をいただき、視力について悩んでいる方が多いことを実感しています。

本書はこれまで発表してきた書籍や教材の決定版として執筆しました。

これによって一人でも多くの方が視力低下の悩みから解放されることを祈っています。

最後に、速読について少しだけ触れておきたいと思います。

私たちが長年研究を続けている速読術は、能力開発にとても有効なものです。本を読むスピードが速くなって短時間に多量の本を読むことができるようになるのはもとより、右脳が活性化し、頭の回転が速くなります。

速読についても、「過去にやってみたけれど続かなかった（うまくできなかった）」「特殊な能力なので自分にはできないのではないか」といった声をよく聞きます。しかし、速読術は簡単なトレーニングによって、誰でも短期間で身につけることができます。

身につけてしまえば、その後ずっと使える一生もののスキルです。

本書では詳しく触れていませんが、眼筋トレーニングの目の動かし方は基本的に速読の目の動かし方と同じです。ですから、本書の視力回復トレーニングは、そのまま速読術に生かされます。

視力低下の悩みから解放され、さらに能力を高めていくことに興味を持たれた方は、新日本速読研究会までお越しください。お会いできることを楽しみにしています。

２０１６年１月

川村　明宏
川村　真矢

注意事項

☆角膜炎、白内障、緑内障、網膜はく離などの病気がある人は、本書で紹介しているトレーニングをすると症状を進行させるおそれがあります。
過去に患ったことがある人も、再発する可能性がありますから、事前に眼科医に相談してから取り組むようにしてください。

☆次の項目に該当する人は、眼科医による検査を行い、状態を確認してからトレーニングするようにしてください。

◎ すぐに目が充血してしまう。
◎ 目を中心とした偏頭痛がある。
◎ 目の奥に痛みがあり、それが原因で頭痛が起こることがある。
◎ 視野が狭くなって広い範囲が見えないことがある。
◎ 視線を素早く動かしたときに、目がかすむことがある。

☆目を傷つけないようにするため、トレーニングは裸眼で行うようにしてください。

[著者プロフィール]

川村明宏（かわむらあきひろ）

1953年北海道生まれ。新日本速読研究会会長、教育学博士、名誉情報工学博士。 速読法・多分野学習法などの開発創始者。ベストセラー『頭がよくなる速読術』（日本実業出版社）など、関連著書は100冊以上。任天堂DS、ソニーのゲームソフトも多数。「eyeQ（英語版速読）」は現在アメリカ国内シェアのナンバーワンとなっている。視力回復法については、速読受講者の多くの視力が回復していることに着目し、研究・開発を行った。その理論とトレーニングをまとめた教材「ジニアスeye」は多くの視力に悩む方々を救った。本書は、この「ジニアスeye」の内容を、より効果と手軽さを実感できるようにアップデートしたものである。

川村真矢（かわむらしんや）

小学生の頃より川村式ジョイント速読法の訓練を受ける。長年、速読講師を務め、本部教室の運営から関東圏カルチャーセンターでの講義、団体向けセミナー等を統括。その後、ITベンチャー企業に勤務したあと、より多くの人の能力向上や維持に貢献したいという思いから、速読メソッドを応用した英語速読、認知症予防プログラムの開発に携わる。川村速脳開発協会代表、新日本速読研究会特別講師、海外事業の運営管理を行う株式会社インフィニティ代表取締役社長。

【川村速脳開発協会】

日本・海外で速脳速読、速脳速聴、及び取得特許を用いた教育コンテンツ、学習システムの商品開発を行う団体。シリーズ累計10万本を超えたジニアスシリーズ（記憶術・視力回復・速読・新勉強法）を開発。

http://www.sokunou.net

【新日本速読研究会】

速脳速読を教える教室運営、オンライン速読講座の運営、速読認定講師の育成を行う速読事業団体。

http://www.unou-jp.com

目がよくなる10秒トレーニング

2016年2月2日　初版発行

著　者　川村明宏　川村真矢
発行者　太田　宏
発行所　フォレスト出版株式会社
〒162-0824　東京都新宿区揚場町2-18　白宝ビル5F
電話　03-5229-5750（営業）
03-5229-5757（編集）
URL　http://www.forestpub.co.jp

印刷・製本　日経印刷株式会社

ISBN978-4-89451-698-4　Printed in Japan

目がよくなる10秒トレーニング

読者限定

パソコンでできる
視力回復トレーニング

本書の読者のために、川村速脳開発協会および新日本速読研究会がパソコンでできる視力回復トレーニングサイトを設けました。モニターに映し出される指示に従って視線を動かすだけなので気軽に、簡単に取り組むことができます。詳細については下記URLにアクセスしてください。

今すぐアクセス

半角入力

http://www.forestpub.co.jp/eye

アクセス方法▶ フォレスト出版 | 検索

①Yahoo!、Googleなどの検索エンジンで「フォレスト出版」と検索
②フォレスト出版のHPを開き、URLの後ろに「eye」と半角で入力

※トレーニングサイトはスマートフォンやタブレット端末ではご利用いただけません。
※トレーニングサイトにおけるパソコン操作等の技術的な質問にはお答えできかねます。
※トレーニングサイトは予告なく終了となる場合がございます。あらかじめご了承ください。